AF498071

COMUNICACIÓN MÉDICO-PACIENTE

Reflexiones para un cambio de modelo

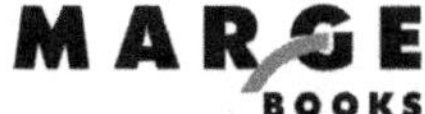

VITAE

COMUNICACIÓN MÉDICO-PACIENTE

Reflexiones para un cambio de modelo

Antoni Gelabert

Biel Fortuny

Joan Payeras

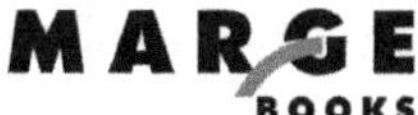

Colección: Vitae
Director: David Soler

Esta obra ha sido publicada con una subvención de la Dirección General del Libro, Archivos y Bibliotecas del Ministerio de Cultura, para su préstamo público en Bibliotecas Públicas, de acuerdo con lo previsto en el artículo 37.2 de la Ley de Propiedad Intelectual.

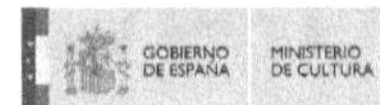

COMUNICACIÓN MÉDICO-PACIENTE
1.ª edición, 2012

© 2010, 2012, Antoni Gelabert Mas, Biel Fortuny Organs
© de esta edición, ICG Marge, SL

Ilustración de la portada: Helena Ruiz

Edita: Marge Books - València, 558, ático 2.ª - 08026 Barcelona
www.marge.es - Tel. +34-932 449 130 - Fax +34-932 310 865

Gestión editorial: Hèctor Soler, Ana Soto, Anna Palacios
Edición: Rosa Serra
Colaboración técnica: Míriam López, Tradusling
Compaginación: Mercedes Lara
Impresión: Safekat, SL (Madrid)

ISBN: 978-84-15340-42-3
Depósito Legal: B-28.432-2012

Reservados todos los derechos. Ninguna parte de esta edición, incluido el diseño de la cubierta, puede ser reproducida, almacenada, transmitida, distribuida, utilizada, comunicada públicamente o transformada mediante ningún medio o sistema, bien sea eléctrico, químico, mecánico, óptico, de grabación o electrográfi co, sin la previa autorización escrita del editor, salvo excepción prevista por la ley. Diríjase a Cedro (Centro Español de Derechos Reprográfi cos, www.conlicencia.com) si necesita fotocopiar, escanear o hacer copias digitales de algún fragmento de esta obra.

Índice

Agradecimientos.   11

Prólogo a la presente edición   13

Prólogo a la primera edición   19

Introducción   21

Parte I

Reflexiones académicas

Capítulo 1
Habilidades de comunicación globales   31

Capítulo 2
Sugerencias y propuestas para un cambio   61

Capítulo 3
Los aspectos psicológicos de la enfermedad.   73

Capítulo 4
Nuevas relaciones profesionales con el paciente   87

REFLEXIONES PROFESIONALES

Capítulo 5
Interpretar y afrontar el dolor   101

Capítulo 6
Cáncer y mujer   111

Capítulo 7
Asimetría de oportunidades (unidades multidisciplinarias) . .   115

Capítulo 8
Tirar la toalla *versus* obstinación terapéutica   121

Capítulo 9
Ignorancia y determinismo biológico   127

Capítulo 10
De la esperanza a la desesperación: las listas de espera   135

Capítulo 11
Tratamiento expectante: ¿estamos preparados?
Calidad de vida: cuestión emergente   139

Bibliografía   147

Vocabulario de términos médicos y técnicos   149

PARTE II

LA RELACIÓN MÉDICO-PACIENTE EN EL SIGLO XXI.
VISIÓN DESDE EL *MANAGEMENT*   157

Epílogo 179

Bibliografía 181

Parte III

Médico-paciente, una comunicación fundamental.... 185

Agradecimientos

Este libro no sería como es sin las aportaciones, los consejos y las indicaciones, tanto conceptuales como morfológicas, de algunas personas que han robado horas a sus dedicaciones, que seguro que las absorben totalmente, para poder leerlo, así que quiero agradecérselo muy sinceramente. A Pilar Benejam, profesora del Instituto de Ciencias de la Educación de la Universidad Autónoma de Barcelona, por sus aportaciones, sus observaciones y su maestría; al profesor Luis Grande, jefe del Servicio de Cirugía del Hospital del Mar, por sus consejos y reflexiones sobre las vivencias profesionales, también desde su experiencia; al profesor Joan Mas, del Departamento de Lengua y Literatura de la Universidad de las Islas Baleares, por sus aportaciones, que han mejorado la comprensión del lenguaje; al profesor Joan Gelabert, filólogo, por sus pacientes correcciones, y a Maria Pilar Baldrich, psicóloga, por todo el tiempo que ha dedicado a las lecturas de cada uno de los manuscritos, por sus aportaciones puntuales en determinadas afirmaciones y por la paciencia de soportar tantas solicitudes de ayuda y de opinión.

Prólogo a la presente edición

Hay personas que nacen con una inteligencia excepcional, que la cuidan en el mandato ético y moral, exclusivo del género humano, de hacer el bien (y de no causar el mal) y que contribuyen con su legado a la mejora de los conocimientos y al bienestar de sus semejantes. Estos genios nos dejan también reflexiones sobre órdenes de la vida, sencillas, llenas de sabiduría, que debemos conocer y, en lo posible, seguir.

Albert Einstein, posiblemente el científico del siglo XX con más transcendencia, es un ejemplo paradigmático de ello. Si bien sus aportaciones a la física resultaron imprescindibles para la mayoría de los avances tecnológicos actuales, Einstein confesó: «Temo el día en que la tecnología sobrepase nuestra humanidad».[1] El mundo solo tendrá una generación de idiotas. Literal.

En el ejercicio de la medicina, debemos considerar varios hechos que pueden propiciar situaciones como la expresada por el célebre físico alemán. Por una parte, con la mejora de la comprensión y la expresividad de los hechos biológicos mediante el diagnóstico por imagen, los avances tecnológicos en este campo reducen el margen de incertidumbre. Por otra parte, en relación con

---

[1] *El poder de la ciencia: historia social, política y económica de la ciencia (siglos XIX y XX)*. José Manuel Sánchez Ron. Crítica, Barcelona, 2007.

la terapéutica, tanto las nuevas moléculas y principios activos como el complemento determinante de los recursos tecnológicos de todo tipo han revolucionado la práctica quirúrgica de finales del siglo xx y principios del xxi.

Pedro Laín Entralgo, en su obra *Antropología médica,*[2] de recomendable lectura, define el valor y la vigencia del tiempo afectivo del acto médico. El autor, en el sentido hipocrático, conceptualiza la importancia y el significado positivo del afecto, la cordialidad y la humanidad al recibir la mano del paciente y cerrarla cálidamente, mientras expresamos el deseo y acaso la posibilidad de ayudarle en el reconocimiento, y quizá el alivio, de su dolencia.

La determinación y la decisión del profesor Antoni Gelabert al escribir esta profunda obra, *Comunicación médico-paciente. Reflexiones para un cambio de modelo* —ya publicada en su lengua vernácula, y ahora traducida y publicada en español—, es un valiente, arriesgado y definido ejercicio de vaciarse y expresar, tras más de treinta años de brillante ejercicio médico profesional, sus vivencias, sus experiencias y las conclusiones que, en este nuevo orden social, tras la primera década del siglo xxi, configuran las realidades occidental, europea y española. Todo ello desde el punto de vista de la globalización, de la revolución en la comunicación y de tantos órdenes de nuestra vida, que significan un complejo cambio sociológico en el ejercicio de la profesión médica.

Las profundas convicciones universitarias y la viva trayectoria académica del doctor Gelabert son como una reproducción consciente y voluntaria de las pruebas de acceso al cuerpo de Catedráticos de Universidad. La expresión de su currículo y su proyecto académico se refleja en la enumeración de los cuatro primeros capítulos: «Habilidades de comunicación globales», «Sugerencias

---

[2] *Antropología médica para clínicos.* Pedro Laín Entralgo. Salvat, Barcelona, 1986.

y propuestas para un cambio», «Los aspectos psicológicos de la enfermedad» y «Nuevas relaciones profesionales con el paciente», que permiten afirmar que Gelabert conoce y sigue a Ortega y Gasset cuando el filósofo español, en su delicada obra *Misión de la Universidad*,[3] expresó que el cometido de esta, y el objetivo de quienes nos dedicamos a su enseñanza, es formar hombres y mujeres, no solo técnicos.

Su segunda parte, «Reflexiones profesionales», me ha recordado otra gran obra, en este caso del ilustre médico Gregorio Marañón, publicada en 1962: *La medicina y los médicos*.[4] Los índices de la referencia y los del doctor Gelabert parten de una coincidencia metodológica, e incluso de ciertas inquietudes intelectuales, que se trasluce en muchos puntos de este libro.

Los capítulos que tratan sobre la interpretación del dolor; el cáncer y la mujer; las unidades multidisciplinarias; la obstinación terapéutica; la ignorancia y el determinismo biológico; las listas de espera, y el tratamiento expectante y la calidad de vida expresan sus vivencias, su contrastación con otras fuentes, en una fértil y cuidada erudición. De este modo, las conclusiones de Gelabert recuerdan el legado que en 1960 nos dejó (entre otros) Marañón en una exquisita edición de Espasa Calpe a lo largo de 325 páginas de gozo y plenitud de espíritu.

En la segunda parte de la obra, Biel Fortuny contempla la relación médico-paciente desde la gestión de un modo ilustrativo y enriquecedor para los clínicos. De su talante como personal directivo innovador recuerdo la advertencia de que los prodigiosos avances en el tratamiento no deben hacernos olvidar que asistimos a enfermos. Una clara convicción que, en momentos de crisis

---

[3] *Sobre reforma universitaria: misión de la Universidad.* José Ortega y Gasset. Revista de Occidente, Madrid, 1930.

[4] *La medicina y los médicos.* Gregorio Marañón. Espasa Calpe, Madrid, 1962.

económica y dudas sobre la sostenibilidad de la sanidad pública, debería hacer coincidir a los políticos en las prioridades de los presupuestos (sanidad, educación y prestaciones sociales), a los gestores en el mejor uso de esos recursos, y a los profesionales sanitarios en seguir dando lo mejor de sí mismos en la tarea y el objetivo del bienestar de los ciudadanos.

La invitación de mi colega y amigo Antoni Gelabert para prologar esta edición en español es un honor y un privilegio, tanto por sí misma como por la admiración y el respeto personal que merece el profesor Miquel Vilardell, responsable del adecuado y brillante prólogo de la edición original en lengua catalana. Gracias, Toni.

Y asimismo porque la lectura y reflexión sobre esta obra me ha permitido adentrarme en el alma humanista, filosófica y de pensamiento del profesor Gelabert, cuando en general es solo conocido por su trayectoria profesional, científica y académica. El autor nos promete así creaciones literarias, continuidad de una constante de sensibilidad sustentada en más de doscientos artículos y cincuenta narraciones cortas de temáticas ajenas a la medicina y la urología.

Concluyo con las actitudes. Decía Marañón que, si para los jóvenes que vinieran detrás pudiera su legado servir de alguna cosa, quisiera que evocaran a este médico español asociándolo únicamente a la idea del trabajo y el deber: «Sus arreos son los libros. Su descanso, el trabajar». Santiago Ramón y Cajal, de octogenario lúcido, dejó a los investigadores, en *Los tónicos de la voluntad*,[5] consejos tan sencillos como que el esfuerzo, la voluntad, la ilusión, la tenacidad, la integridad y el bien global eran los valores que debían modular y guiar nuestra actitud como médicos.

Albergo el deseo y la confianza de que esta obra tenga la difusión que merece, no solo en el terreno de los colegas urólogos del

---

[5] *Los tónicos de la voluntad.* Santiago Ramón y Cajal. Formación Alcalá, Madrid, 2009 [1940].

doctor Gelabert, sino también entre los estudiantes de medicina y la globalidad de las promociones MIR actuales; con la seguridad, como decía Marañón, de la utilidad de los libros para un futuro mejor de la sociedad y del país.

Luis Ángel Rioja Sanz
Catedrático de Urología de la Universidad de Zaragoza
y Jefe del Servicio de Urología del Hospital Miguel Servet
(jubilación en septiembre de 2011)
Presidente del Colegio de Médicos de Zaragoza (1982-1985)
Presidente de la Asociación Española de Urología (1989-1993)
Secretario General del European Board of Urology (1994-1996)

Prólogo a la primera edición

La mayoría de las personas sienten en algún momento de su vida la necesidad de escribir sus vivencias, sus pensamientos, conocimientos y experiencias, adquiridas a lo largo de los años. Para que no se queden dentro de nosotros mismos, deseamos compartirlas, por si pueden resultar útiles en el viaje de la vida de cada uno, por si pueden mejorar lo que han hecho otros antes y aportar algo nuevo. Aunque esto es lo que la mayoría experimentamos, son pocas las personas que lo hacen, probablemente porque no resulta fácil escribir, reflejar sobre el papel lo que sentimos o pensamos, y, también, porque creemos que, por falta de interés o utilidad, nadie lo leerá. Así que, al final, nos decimos a nosotros mismos: «¿Qué importa lo que yo haya hecho o lo que piense? Por tanto, no lo escribo». Y esto es un gran error, porque lo que no se cuenta no se conocerá, de modo que ya no será útil para nadie.

El profesor Antoni Gelabert tenía ganas de formular sus reflexiones sobre los problemas que en su vida profesional, como médico asistencial y como profesor universitario, ha afrontado durante muchos años con gran dedicación y esfuerzo. Escribe con gran claridad sobre cuestiones tan importantes como la comunicación entre el médico y el paciente, necesaria para el intercambio de información entre ambos y, finalmente, para una valoración integral, física, psíquica y social del paciente. Es una persona que conoce muy bien la importancia de las relaciones entre los profesionales para ejercer de médico.

Actualmente no cabe duda de la necesidad del trabajo interdisciplinario. Por eso las relaciones entre las distintas disciplinas resultan primordiales. Es evidente que del éxito en la relación entre el médico y el paciente, de la confianza que nazca entre ambos, dependerá gran parte del éxito profesional, que consiste en sentirse bien en el ejercicio de la medicina.

El profesor Antoni Gelabert podría haber dividido el libro en estos apartados, pero también quería ofrecer su visión sobre aspectos de la profesión médica. Unos versan sobre procesos que afectan al enfermo, como el dolor y el cáncer; otros, sobre aquellos que conciernen la gestión sanitaria. A todos ellos se añaden apreciaciones de ética médica que solo una persona con amplia experiencia puede brindar.

Este libro consiste en una serie de reflexiones que resultarán muy provechosas al alumnado de medicina y también al personal de gestión sanitaria, ya que les pueden ayudar a enriquecer sus conocimientos sobre el trabajo del profesional médico y mejorar así su gestión.

Espero que estas reflexiones tan valiosas sean útiles y sirvan para mejorar la calidad de la atención a nuestros pacientes. Estoy convencido de que este no será el último libro del profesor Antoni Gelabert, porque aún le queda mucho camino por recorrer y seguro que lo hará como de costumbre, con honestidad, rigor, seriedad, esfuerzo y dedicación.

¡Enhorabuena!

Miquel Vilardell i Tarrés
Catedrático y Jefe del Servicio de Medicina Interna
Hospital Vall d'Hebrón
Universitat Autònoma de Barcelona
Presidente del Colegio de Médicos de Barcelona

Introducción

La catarsis de la escritura: un acto de sinceridad

Este libro-ensayo muestra algunas de las reflexiones y motivaciones que he ido acumulando durante toda mi vida profesional.

No estoy seguro de haber llegado al fondo, de haber encontrado la quintaesencia de la justificación, pero sí puedo contar que mi lucha diaria contra la enfermedad sigue. La experimentación de tener la vida en las propias manos, anatómica, física, no únicamente semántica, y de ver la muerte demasiado a menudo; es decir, mi trabajo diario, simplemente, encontrarme día tras día enfrentado a la dura realidad de la enfermedad cancerosa, con todas sus problemáticas, muchas de ellas muy duras, son las fuerzas que me han empujado a hacerlo.

Estas vivencias me han ayudado, y aún lo hacen, a dar sentido a mi vida profesional, y me han resultado igualmente útiles para la vida diaria, familiar y de relación.

La inteligencia humana se desarrolló de forma exponencial y progresiva desde la aparición del lenguaje. A partir de este momento, el pensamiento y la capacidad de abstracción se diferenciaron de forma muy cualitativa de los del resto de los seres vivos. Conviene destacar que dedicamos más de la mitad del día a comunicarnos (hablando, escuchando, leyendo o escribiendo). Por tanto, podríamos decir que la incomunicación en un sentido radical es imposible, ya que la mente humana siempre está trabajando.

El lenguaje es el punto de partida del desarrollo social del ser humano. La vida en sociedad y la armonía dependen, en gran medida, de cuán adecuadamente empleemos esta posibilidad de comunicarnos de manera eficaz.

El lenguaje obra el milagro que posibilita transportar los mensajes entre las mentes, la auténtica comunicación intelectual, porque al mismo tiempo nos hace sentir que podemos participar de las mismas ideas y compartir idénticos mensajes, es decir, el conocimiento. Una de las grandezas que caracterizan a las personas consiste en la capacidad de compartir ideas, así como de exponerlas para que se entiendan y ayuden a enriquecer la mente de otras personas, no solo la de aquellas con las que compartimos un espacio o un tiempo, sino también la de aspirantes de generaciones futuras; en definitiva, crear, difundir, compartir y generar conocimiento.

Escuchar y hablar es el acto fundamental y constituye la base de la relación entre las personas, esto es, de la relación entre el médico y el paciente. La primera visita en la que ambos se reúnen ya contribuye a curar porque es un punto de inicio de la terapia más eficaz.

Actualmente, la realidad social es muy compleja y plural, y, a pesar de ello, los mensajes que se transmiten o se intentan transmitir son cada vez más simples, a fin de llegar a más personas, a un público más grande y más heterogéneo. Por tanto, afirmar que vivimos en la era de la comunicación tiene un sentido real, ya que se dispone de un acceso rápido a la información y a los contenidos en otros idiomas mediante la red. Sin embargo, a menudo no nos comunicamos ni con el vecino, he aquí la paradoja actual, y no podemos atribuir esta incomunicación a problemas generacionales.

La comunicación está presente e influye de manera decisiva prácticamente en todas las áreas de la vida del ser humano: en los aspectos personales, en los laborales y sociales y en los formativos.

Por consiguiente, uno de los grandes privilegios de la condición humana es la comunicación, un hecho que debemos valorar a diario: poder comunicarnos unos con otros.

En un sentido más amplio, también decimos que hay otros seres que se comunican: los delfines, las ballenas, las abejas, los pájaros, las hormigas... Pero el sentido profundo del concepto de «comunicación humana» va mucho más allá.

La comunicación entre estos seres vivos consiste más bien en el establecimiento de alertas preventivas en algunos casos, como el de las aves de corral cuando advierten la presencia de un águila marina cerca; asociativas, con la finalidad de distribuir alimentos —las gallinas alimentan a los pollitos—, o de reproducción —la danza del urogallo—. Sin embargo, actualmente se está revisando todo el proceso de comunicación de muchos animales, ya que se sabe que hay una interacción comunicativa entre ellos.

En este sentido, la comunicación humana es la que ha posibilitado la relación y la asociación, porque el hombre y la mujer se han convertido en seres sociales.

La vida social, la agrupación de personas, pueblos, ciudades, países y estados, y la convivencia en armonía dependen del buen uso que se haga de la comunicación.

En estas páginas comentaré mis reflexiones acerca de la relación profesional con los pacientes: la comunicación entre el médico y el enfermo.

Debo decir que si hay errores en el libro son debidos a una falta de formación en comunicación, por ejemplo, sobre cómo se debe comunicar una mala noticia al enfermo o sobre la comunicación que se debe establecer con el paciente durante todo el proceso de la enfermedad, independientemente de su duración.

También quiero manifestar abiertamente, en un acto de sinceridad, que a menudo nos fijamos más en la enfermedad que en el enfermo, es decir, nos olvidamos del ser humano. La experiencia profesional me permite afirmar que con los años la medicina ha perdido sensibilidad, en parte porque no se refuerza la comunicación, aunque se refuerza el conocimiento porque es preeminente.

Nos interesamos más por la enfermedad, la fisiopatología, el crecimiento del tumor o de un marcador molecular concreto, etc., y en cambio olvidamos al paciente como persona.

La sanidad actual trata con *usuarios,* mientras que antes lo hacía con *enfermos;* esta terminología se entiende como un problema técnico que debemos solucionar. Por tanto, el sufrimiento, el dolor o la angustia vital se deben reparar.

Dado que esto puede ser un cruel reflejo de la realidad, quiero disculparme como médico, en este caso a título individual y del colectivo. Sin embargo, estoy seguro de que en el futuro, cuando la formación en la comunicación entre el médico y el paciente se pueda impartir como asignatura en las universidades, esta situación mejorará.

Ante la pregunta que un periodista formuló al teólogo Hans Küng sobre la tecnificación de la medicina actual, concretamente sobre si el grado de tecnificación le gustaba, el teólogo negó mediante esta declaración: «La gran tecnificación de la medicina tiende a la deshumanización; las máquinas son un gran avance, pero no bastan. La medicina requiere alguna cosa más. El enfermo también espera, necesita palabras de consuelo por parte del médico, y el contacto humano entre médico y enfermo cada día es más escaso. En mis libros y reflexiones comparo a los médicos que tratan con frialdad con los telepredicadores que sermonean a distancia sobre los problemas de la gente».

Aceptación del hecho de enfermar

No sería correcto interpretar que la intención de estas reflexiones es pontificar sobre los secretos de la convivencia humana con la enfermedad, sobre los cambios que experimentan el cuerpo y la mente en el momento de enfrentarse a ella; más bien pretendo exponer abiertamente las reflexiones, experiencias y vivencias que esta cuestión ha generado durante toda mi vida profesional. No hay institución que se haya preocupado de forma programada por educar en esta asignatura: aceptar la enfermedad, convivir con ella e integrarla en la vida.

Siempre se debería ser consciente de la relatividad de la existencia humana y, por tanto, de la salud. La persona no lo es hasta que llega el diagnóstico de la enfermedad, es decir, hasta que se recibe la mala noticia, momento en el que aparecen la fragilidad vital, la debilidad del cuerpo, la incertidumbre de la mente; en resumen, la fragilidad del ser humano.

Un aspecto de la fragilidad humana que no se conoce y que es muy ilustrativo surge cuando una persona con un estatus social elevado, así como con cierto prestigio mediático, se convierte en cuestión de minutos en enfermo o paciente, a causa de un accidente, un infarto o un ictus, en un hospital donde solo recibe órdenes; es decir, en un paciente pasivo sin capacidad de iniciativa ni de decisión.

Este hecho real refleja el grado de pérdida de dignidad que hay en el trato, en la comunicación médico-paciente, cuando un personaje público es visitado y tratado como un enfermo. En este supuesto hay que garantizar aún más la intimidad y privacidad del paciente.

Dentro del ámbito familiar, se puede dar una situación como la que se reproduce a continuación:

Un familiar, médico, además, muy cercano, que gozaba de cierto estatus social y de conocimiento público, al ser ingresado de forma programada en un hospital público de Barcelona fue tuteado por todo el personal de enfermería del centro. Esta persona, de casi noventa años, por la formación recibida durante su vida, nunca se habría atrevido a tutear a una persona desconocida. Además, el paciente fue desnudado y expuesto impúdicamente a todas las miradas y conversaciones propias de la actividad asistencial, lo que le causó una agresión psicológica brutal.

Con el ejemplo anterior no se quiere reclamar un trato de favor para estas personas, pero sí una reflexión sobre la privacidad.

El cuerpo humano no es una fortaleza inexpugnable, aunque se debe tener conciencia de sus limitaciones reales.

> De vez en cuando, no es extraño oír: «toda la vida he fumado y he bebido cuanto he querido y no he estado nunca enfermo».
>
> Hay estadísticas que demuestran que ciertas personas tienen más probabilidades de padecer enfermedades propias por este abuso, hecho que ya no es científicamente discutible. En este contexto, una frase de Ben Irwin lo muestra claramente: «Muchas personas gastan sus vidas como si tuvieran otra de repuesto».

COMUNICACIÓN MÉDICO-PACIENTE

Reflexiones para un cambio de modelo

PARTE I

Antoni Gelabert

Reflexiones académicas

Capítulo 1
Habilidades de comunicación globales

Muchas veces se ha dicho que la comunicación médico-paciente es un aspecto fundamental del ejercicio de la medicina, concepto que ahora es conocido con el nombre de *habilidades comunicativas*. Conscientes de esta importancia, si analizamos los contenidos formativos de la mayoría de las facultades de medicina de España y de la Unión Europea nos llevaremos una gran decepción, dado que constataremos de forma clara y contundente que pocas facultades incluyen en los planes formativos su aprendizaje. Además, aquellas facultades que lo incorporan no prevén cómo se deben comunicar las malas noticias.

Por otro lado, ha habido pensadores en la medicina española especializados en la praxis médica diaria que han escrito auténticos tratados sobre la relación médico-paciente. Es el caso, por ejemplo, de *La relación médico-enfermo,* de Pedro Laín Entralgo.

Cuando en las facultades de medicina se habla de la comunicación médico-paciente, desde una perspectiva clásica se pone el énfasis casi exclusivamente en las capacidades y habilidades para efectuar la historia clínica, en saber interrogar y sonsacar los signos y los síntomas al paciente, para poder transcribir el documento marco que tendrá que incluir adecuadamente tanto la orientación diagnóstica como los fundamentos de las exploraciones complementarias, que deben confirmar o rechazar la primera hipótesis diagnóstica.

A menudo se ha indicado que prácticamente todas las enfermedades —las *serias* y las graves— tienen tres compartimentos:

- El *hecho físico* de la enfermedad, que es el que queda reflejado en la historia clínica, como ya se ha mencionado.
- El *hecho emotivo o vivencial,* psíquico, que muy pocas veces se recoge en las historias clínicas (salvo en el caso de las patologías psiquiátricas, que se fundamentan en alteraciones psíquicas). Últimamente, algunos médicos, con una visión de futuro y un pensamiento avanzados, insisten en la importancia que tiene para el paciente este aspecto y, como consecuencia, escogen los aspectos vivenciales del enfermo con una intensidad superior o inferior.
- La *repercusión social* de la enfermedad, que aún es más difícil que se incorpore en la historia clínica, independientemente de los ámbitos de reflexión limitados, pero excelentes, adquiere una importancia superior, como la de los aspectos anteriormente citados. Especialmente en el Primer Mundo, la estructura social y laboral condiciona y lo impregna casi todo, motivo por el cual resulta difícil resolver los graves inconvenientes que comportan muchas enfermedades, no solamente las neoplásicas. Por ello, con razón, es un aspecto primordial que se debe tener en cuenta en la historia clínica.

En los centros hospitalarios es donde la historia clínica adquiere una mayor dimensión y queda constituida como un documento contundente que se convierte en una pieza clave en la actividad asistencial.

Se consigue, así, un documento insustituible, al que en muchas ocasiones se tendrá que recurrir en el seguimiento terapéutico. Por consiguiente, su importancia como herramienta de trabajo esencial radica en el hecho de que se deberían reflejar necesariamente los tres aspectos mencionados de la enfermedad, y no solo algunos de ellos.

Análisis detallado de la historia clínica

En relación con los signos y síntomas clínicos, se pide al paciente que indique qué siente físicamente, qué le ocurre; por ejemplo, el tipo de dolor, las características físicas de este y los trastornos físicos que experimenta (vómitos, cojera, sensación de ahogo, opresión precordial, diarrea, molestias cuando orina, etc.).

En cambio, en lo que se refiere a la vivencia de estos síntomas por parte del enfermo, pocas veces se le pregunta por la sensación que experimenta, si tiene una angustia vital, si teme por su vida de forma inminente, si los trastornos han provocado el inicio de una agonía... Respecto a las alteraciones del entorno, se deben conocer los ámbitos siguientes:

- El *familiar,* ya que se tiene que saber qué comporta la enfermedad (aspecto social de enfermar, cómo afectará a la familia, cómo se tendrá que acompañar al enfermo a las visitas médicas, ingresos hospitalarios, atenciones especiales...).
- El *laboral,* porque hay que combinarlo con los horarios laborales, las necesidades de transporte y el condicionamiento del tiempo libre.
- El *social,* dado que las relaciones sociales se alterarán, al verse disminuidas, tanto en el entorno familiar o laboral como en el círculo de las relaciones sociales.

Esto es lo que se conoce como *historia clínica,* pero la relación médico-paciente es un concepto más amplio que el que ofrece la realidad asistencial diaria. Actualmente, de forma unidireccional, se procura obtener datos clínicos del enfermo casi exclusivamente. La formación y la docencia deben tener la finalidad de lograr una competencia profesional, dado que la competencia médica incluye el razonamiento clínico, el conocimiento de técnicas biomédicas y, asimismo, la capacidad hoy definida como «el uso habitual y con criterio de la comunicación, las herramientas tecnológicas sanitarias, el razonamiento clínico, las emociones, los valores y la autorreflexión en la práctica diaria para el beneficio de los individuos y las comunidades».

Actualmente, la realidad es que los aspectos vivenciales, anímicos, personales y sociales en la historia clínica han sido casi relegados al olvido. Encontrar estas referencias en una historia clínica habitual de cualquier centro hospitalario del país es un hecho que se podría calificar de casual.

Conviene señalar que los médicos no debemos considerar a los pacientes o a los enfermos como casos clínicos o enfermedades simples, sino como personas con problemas biopsicosociales y familiares, lo que se muestra claramente en la medicina primaria, dado que a menudo el médico debe tener una visión integral del enfermo. En esta línea destacan las palabras de un autor de referencia en el ámbito de la bioética, Diego Gracia: «Los actos médicos tienen que cumplir siempre las condiciones básicas de corrección y bondad».

Laín Entralgo demostró que el hombre enferma siempre como un todo, como una persona, y este es el campo de la medicina. A la realidad de la persona enferma pertenecen por igual los aspectos orgánicos (los síntomas) y las alteraciones funcionales, cada vez más conocidas y que ayudan a entender la enfermedad con más profundidad. Pero es en este punto en el que Laín se avanza a su tiempo, ya que establece una reciprocidad entre el sufrimiento físico de la enfermedad y el padecimiento psíquico de la persona. Laín añade que se debe tener muy en cuenta el entorno del mundo exterior. Esta dualidad compleja es una realidad única: una persona enferma. Solo puede enfermar la parte biológica, que es un todo antropológico y somático. Los problemas del mundo exterior y los del mundo interior se interrelacionan, como se ha dicho: «En el ser humano, todo lo que es biológico es mental y todo lo que es mental es biológico».

Como afirmaba Victorí Planells en un artículo del *Diari de Balears,* «la persona no es solo un pedazo de naturaleza, esto sería una mutilación antropológica. Las personas somos únicas e individuales, y las enfermedades abarcan todos nuestros ámbitos: físico, emocional, familiar, social y espiritual. El objeto de la medicina es la persona integral. Por eso creo que el oficio de curar implica proporcionar a la persona enferma los recursos técnicos, pero también emocionales, e incluso espirituales, para afrontar una determinada situación de enfermedad, de dolor en su vida, o para afrontar la llegada de la muerte».

En la actualidad, el hecho de que en muchos centros la máxima responsabilidad institucional se encuentre en manos de personas no profesionales de la salud, o bien, en algunos casos, cuya profesión tenga relación con ella (médicos que no han sido nunca asistenciales, farmacéuticos, biólogos...) pero que dirijan la institución con criterios técnicos exclusivamente de empresa, ha provocado que el enfermo se convierta en un cliente. Y no se trata solo de una cuestión de nombre, ya que lo que hacen es gestionar la asistencia a clientes. Por esta razón se dictan normas de limitación drástica del tiempo de asistencia al enfermo. Incluso se ha llegado a situaciones esperpénticas, como reducir la historia clínica, la relación médico--paciente, a la mera introducción de los datos que un programa de ordenador, estandarizado y uniformizado, solicita; programa que, a continuación, aplica unos códigos prestablecidos para formular un diagnóstico, a partir del cual propone un tratamiento según los algoritmos introducidos.

Si reflexionamos sobre este punto, debemos decir que esto únicamente sirve para tranquilizar al paciente, ya que la auténtica relación con el enfermo descansa sobre un corpus científico teórico avalado por protocolos elaborados y estandarizados, por metanálisis meticulosamente y estadísticamente de fiabilidad.

Con este modelo, el más extendido, no se tiene en cuenta la biografía del paciente, es decir, no se accede al mundo de las emociones, de la expresión más íntima de la vivencia del paciente como símbolo de la expresión, y, por tanto, tampoco al del entorno familiar, social y laboral.

En este punto, conviene reflexionar sobre si la persona padece también por estas circunstancias en el momento de enfermar, porque, como se da en la realidad asistencial, los médicos intentamos curar únicamente la enfermedad, no a la persona.

Si se hace abstracción de la relación o comunicación específica entre el médico y el paciente, la comunicación, de manera genérica, implica la relación entre dos partes, como mínimo, que se corresponden de alguna forma. Si se define como un sistema analógico o digital, puede compararse con un proceso de transmisión y recepción de señales mediante un código que es común a ambas partes, en el que se hacen circular las ideas, los mensajes, los datos, las imágenes, etc. El ser humano, como ser superior racional, tiene la capacidad de dotar de significado a las ideas, los objetos, los hechos y las imágenes. Se puede decir que cuando se comunica se efectúan unos actos continuos de codificación y descodificación; sin embargo, esto no ocurre de forma automática, como un convertidor de lenguaje, sino mediante la interpretación de los mensajes, aunque tampoco de forma totalmente objetiva, ya que la comunicación implica siempre una carga importante de subjetividad. Toda comunicación implica una visión personalizada; no existe la objetividad aséptica en la relación comunicativa entre las personas. Esta es la raíz de la creatividad artística, de la que no goza ningún otro ser vivo. Pueden identificarse también las distintas formas de comunicar, verbales y no verbales, cuando se aplican como una actividad presencial, cuando es bidireccional: propiamente, la comunicación que se establece entre el médico y el paciente. Este nivel de comunicación permite una retroalimentación inmediata porque hay una respuesta directa. Este aspecto es el que da un peso superior a la praxis médica diaria, en la que radica el interés de estudio.

Entendemos que la relación médico-paciente debe ser interpretada como un vínculo especial que se crea entre dos personas. Pero no un vínculo cualquiera, de simple conocimiento o de amistad;

se trata de una relación en la que, por un lado, hay una persona que solicita un servicio y, por el otro, una persona técnicamente cualificada para atender este servicio pero que sobrepasa el hecho de establecer un contacto formal. Es un servicio en el sentido que le da Laín Entralgo, porque se va configurando como una relación de ayuda. Por tanto, no se debe entender, como a veces se ha dicho en algún medio de comunicación o por parte de algunos personajes que quieren desprestigiar la profesión, como una relación de *objetivación,* porque el médico nunca debe hacer del enfermo un simple objeto de contemplación, un espectáculo, un instrumento. De esta concepción que en otro tiempo había sido una realidad, cuando la medicina no tenía una función social, cuando la salud no formaba parte de los derechos fundamentales del hombre, sí encontraríamos indicios, pero en aquellos momentos se trataba de un concepto aceptado por la sociedad.

Para evidenciar esta afirmación solo hay que recordar cómo se explicaban muchas de las asignaturas clínicas en casi todas las facultades de medicina de Europa durante el primer y el segundo tercio del siglo xx. Algunos clínicos llevaban a los enfermos a las aulas multitudinarias, donde los interrogaban o bien les hacían mover algunas extremidades o caminar, de modo que al alumnado pudiera observar *in vivo* las patologías que se explicaban. Por ejemplo, hace unos años, había clases en las que se colocaba al paciente sobre una camilla con ruedas en el centro del aula, donde los futuros profesionales lo observaban, lo interrogaban y lo exploraban casi sin miramientos, ya que aún no estaban codificados los derechos del enfermo.

Se podría decir que aquella concepción de la relación médico-
-paciente únicamente servía para los fines que quería el médico.

Actualmente, la nueva concepción de la medicina, la de un derecho humano como conquista social en el aspecto de la relación médico-paciente, ha desplazado totalmente el centro de interés y ahora este reside en el enfermo. La medicina se justifica por el enfermo, por la sanidad, por la salud, por la felicidad y el progreso social.

Dentro de esta relación y comunicación entre el médico y el paciente, el facultativo también tiene derechos: a utilizar los datos del paciente para analizarlos y extraer respuestas que deben permitir saber más y poder aplicarlos a futuros enfermos y así mejorar el ejercicio profesional, y a pedirle que acepte participar en estudios experimentales, siempre según las directrices legales que amparan y regulan los ensayos clínicos, para que el progreso científico pueda te-

---

Vivencia asistencial

El médico, ante la información que ha dado al enfermo, se puede encontrar en esta situación: «Doctor, ¿y usted qué haría en mi caso? Es usted el que sabe. A pesar de que me ha contado todo lo que hay, seguro que usted sabe mejor que nadie qué tratamiento me puede ir mejor; lo dejo en sus manos».

Desde el momento en el que se han codificado los derechos del paciente, la primera consecuencia es que la salud es un derecho fundamental, recogido en la nueva legislación. Los enfermos pasan a desempeñar un papel central en la toma de decisiones. Ello implica un giro de ciento ochenta grados con relación al concepto anterior de la praxis médica.

Aún quedan restos de una concepción paternalista del ejercicio de la medicina, en la que el médico decide por el enfermo; este «derecho» a decidir lo colocaba en una posición de «poder» casi absoluto. En cierto modo, la figura del médico estaba «deificada».

Si se coloca el centro de interés en el enfermo, la concepción paternalista deja de tener sentido e incluso es manifiestamente inaceptable, ya que el médico se convierte en el consejero del enfermo y, por tanto, se establece una relación nueva entre ambos. Este nuevo vínculo ayudará al enfermo a tomar la mejor decisión o la más adecuada para sus intereses.

ner lugar. Todo ello, no obstante, manteniendo siempre esta relación médico-paciente de forma interpersonal, la cual debe caracterizarse por la realización de actos libres, inteligentes y aceptados.

La relación médico-paciente, cuando es profunda e intensa, genera una gran confianza.

La confianza médico-paciente es importante hasta tal punto que el enfermo incluso puede autorizar al médico a tomar decisiones que puedan afectar a su vida.

Hay enfermedades en las que no existe tal necesidad de hacer al enfermo totalmente partícipe o responsable de tomar una decisión propia. Este hecho «innecesario» resulta claramente visible en enfermedades menores o bien técnicamente no «opinables»; por ejemplo, al tomar antibióticos en un proceso infeccioso. Queda claro el derecho a ser informado, pero también a tomar una decisión personal, cuando se conocen las ventajas y los inconvenientes, en las enfermedades neoplásicas o en aquellas que pueden suponer un grave riesgo para la vida, así como para la calidad de vida en el futuro.

Por tanto, ante esta situación, el médico tiene que tomar a menudo la última decisión, si bien el paciente debe ser previamente informado. Este es el aspecto diferencial y diferenciador de la relación médico-paciente actual. Pero también hay situaciones distintas.

Se debe respetar totalmente la libertad responsable del enfermo, quien tiene derecho a no seguir las propuestas terapéuticas, ya que su vida le pertenece y es el paciente quien debe decidir finalmente.

> «Mire, doctor, entiendo perfectamente lo que me dice, incluso me he informado y tengo que decirle que hay una coincidencia entre lo que he llegado a averiguar y lo que usted me dice y me aconseja. Pero yo no acepto la propuesta y no quiero ni operarme, ni hacer quimioterapia, ni radioterapia...».

La relación médico-paciente según el modelo sanitario

Aparte del tratado de Laín Entralgo, referencia filosófica histórica obligada, actualmente se reconocen modelos distintos de relación médico-paciente. Estos modelos responden a concepciones distintas de praxis médica, de modelos asistenciales, que en las últimas décadas se han ido implementando, ya que no existían en la primera mitad del siglo xx. Sin embargo, algunos ya han quedado totalmente obsoletos en países que gozan de una sanidad avanzada, como España, pero aún los hay vigentes en sociedades con sistemas sanitarios no universalistas, como los que no están estructurados sanitariamente:

- *Modelo de paternalismo médico.* Es el modelo más antiguo y clásico, propio de las sociedades más primitivas, en las que el médico decide por el paciente o, en algunos casos, es ayudado por un familiar ilustrado. Este modelo es propio de sistemas sanitarios públicos de beneficencia, en los que los enfermos no gozan de autonomía ni de derechos reconocidos, como en algunos países del centro y el sur de América.

  Aunque este modelo es el más común en países en vías de desarrollo, también está implantado en Estados Unidos, donde millones de ciudadanos no tienen cobertura sanitaria.

  Este país capitalista, en el que los derechos sociales o colectivos en materia de sanidad se encuentran en un segundo término, está potenciando actualmente la política sanitaria para conseguir una cobertura sanitaria universal.

- *Modelo mutualista tecnocrático.* En este modelo, el paciente es un cliente y el médico actúa como técnico experto que debe facilitar unos resultados cuantitativos. Por tanto, no hay un control cualitativo, de modo que el enfermo se convierte en cliente y manifiesta su satisfacción o insatisfacción respecto al

médico, es decir, no se crea un compromiso entre el enfermo-
-cliente y el médico.

El cliente goza de un derecho legal y contractual que el médico debe cumplir, y puede facilitar que este adopte una actitud defensiva, siempre perjudicial para el enfermo y para la calidad del servicio. Este modelo, muy extendido en España y bien valorado socialmente, es típico de la medicina de mutuas, de seguros libres y de corporaciones sanitarias privadas.

- *Modelo de cobertura universal (modelo social).* En este modelo existe cierta cooperación entre el médico y el paciente, ya que las decisiones terapéuticas no son unidireccionales, sino consensuadas. El enfermo, que es tratado con derechos, tiene reconocidos aspectos psicosociales cuya importancia, sin embargo, no siempre lo está. De este modo, el paciente recibe toda la información que puede entender y discriminar, con el fin de poder tomar, junto con el médico, las decisiones que le puedan afectar. Por tanto, tiene lugar una participación activa del paciente.

  Este último modelo es el que mejor muestra la relación existente en el sistema sanitario español entre el médico y el paciente, y es asimismo el que mejor se ajusta a los criterios éticos de calidad. Es el médico quien se adapta al contexto social y psicológico del enfermo, aunque cada escenario puede originar que se deba aplicar un modelo distinto de relación clínica, incluso con un mismo paciente.

En este punto, una vez analizada la importancia de la relación entre el médico y el enfermo, debe potenciarse la formación en habilidades comunicativas de los profesionales del futuro como una asignatura en los estudios reglados de todas las facultades de medicina. Seguramente, un modo de que este mensaje pueda llegar al alumnado de medicina consiste en lograr una inmersión total de sus miembros en la praxis asistencial diaria, un reto para la orientación de los estudios del Plan Bolonia, que cambia radicalmente la metodología docente de los estudios universitarios de la rama de las ciencias de la salud y de la vida.

Se puede afirmar, utilizando los conceptos más modernos de comunicación, que el vínculo que une al médico con el paciente es la comunicación, es decir, la transferencia de conocimientos entre uno y otro.

El médico debe objetivar, debe conocer de forma operativa la realidad del enfermo mediante los recursos exploratorios que están clásicamente y perfectamente explicitados en los tratados de semiología: inspección, palpación, percusión, auscultación, exploración endoscópica, exploraciones funcionales, exploraciones para la imagen, análisis, etc. Si simplemente actuase como técnico, solo podría vi-

---

Vivencia asistencial

La actividad quirúrgica que he ejercido durante más de treinta años no ha consistido simplemente en un trabajo físico, sino en observar la anatomía, palparla, hacer incisiones en órganos, suturar y anastomosar vasos, intestinos, vías urinarias, etc. En el transcurso del acto quirúrgico no me he limitado a objetivar de forma contemplativa y operativa la realidad física del enfermo, sino que siempre he intentado prever cómo se vería afectada la vida del paciente en cuestión. He procurado ir más allá del hecho orgánico y prever actitudes y respuestas del enfermo, es decir, profundizar más allá de la enfermedad física. Por ejemplo, en el caso de una cicatriz en una persona joven.

Una intervención quirúrgica puede ser paradigmática de cómo debe ser la relación entre el médico y el paciente, nuevamente formulada, es decir: un enfermo desnudo no es un simple organismo, ni siquiera en una situación de coma profundo.

sualizar las alteraciones anatomofuncionales o bioquímicas del enfermo, mientras que si la afección es psiquiátrica, mediante el coloquio
psiquiátrico, tests psicológicos, etc., podría objetivar las alteraciones
«anímicas» del enfermo: alucinaciones, ideas delirantes, ideas obsesi-
vas, alteraciones afectivas, esquizofrenias, personalidades duales, etc.

Pero ¿agota esta objetivación las posibilidades de diagnóstico global? ¿Puede el médico limitarse a una objetivación, transcripción
diagnóstica o terapéutica?

Personalmente, creo que no; de hecho, este argumento es una
diana fundamental de la presente obra, una de las justificaciones
personales.

Existe un concepto reciente en la relación médico-paciente, sobre
todo en los casos de enfermedades crónicas y largas relacionadas con
el cáncer: el *acompañamiento*. Esta nueva figura terapéutica presupone que el médico permanece junto al enfermo a lo largo de todo
el camino, si bien el paciente es protagonista de su propia vida y,
por tanto, de las decisiones que debe tomar. El médico actúa como
informador y consejero, ya que favorece que el enfermo tome las mejores decisiones sobre su estado evolutivo en cada momento, y actúa
también como apoyo para que consiga sus objetivos. No obstante,
esto se hará siempre y cuando las decisiones que tome el enfermo no
sean perjudiciales para la evolución de la enfermedad que padece,
o no salgan de los principios éticos y deontológicos del profesional
«acompañante».

Este nuevo paradigma conceptual implica superar el concepto
pasivo de «paciente-enfermo» para traducirlo en «persona-paciente-
-enfermo». Así, dicho modelo podrá tener lugar cuando los enfermos
sean capaces de asumir esta nueva función y cuando los profesionales
entiendan el nuevo papel asistencial que desempeñan.

La filosofía de Laín Entralgo, que se ha tenido presente hasta la
segunda mitad del siglo XX, se ha visto superada en algunos aspectos.
Desde hace algunas décadas, muchas de las relaciones y creencias
tradicionales han cambiado notablemente, entre las cuales se encuen-

tran la relación médico-paciente y el papel actualmente desempeñado por el profesional en este cambio.

Muchas instituciones y organizaciones admiradas y respetadas en el pasado reciente han visto como una parte del prestigio del que gozaban ha sido transferido a instituciones, formas organizativas y protagonistas nuevas, por ejemplo, las ONG. En algunos casos, este cambio ha tenido lugar de forma clara y legítima, mientras que en otros ha sido consecuencia de las transformaciones motivadas por un discurso y debate político nuevo. Este cambio también ha afectado a la relación médico-paciente, así como a la medicina en general, en la que se ha producido una devaluación del respeto y de la admiración profesional.

Este discurso y debate político nuevo no solo es responsable de estos cambios, sino que va acompañado de una denominación nueva. En la actualidad, en la vertiente institucional, el concepto de «médico» está desapareciendo, ya que ha quedado diluido en un concepto global que recibe el nombre de *sanidad.* Así, el lugar que antes ocupaba el médico, quien trataba al paciente de manera identificada, ahora lo ocupa una organización encargada de velar por los problemas médicos y las enfermedades, que reciben actualmente el nombre de *problemas de salud.* De esta forma, la nueva figura de referencia está sometida al debate y al discurso políticos, a cuestiones de imagen claramente concebidas muchas veces en rédito electoral, a la opinión pública.

La figura del médico, así como la relación médico-paciente, queda relegada por personal sanitario y una sociedad de servicios sanitarios. Esto no significa que deje de existir una relación entre el médico y el paciente, ya que el profesional intenta escapar de la etiqueta de «funcionario» y el paciente, de ser un mero nombre en la historia clínica, con el objetivo de recibir una atención médica individualizada.

Así, muy a menudo el paciente experimenta la sensación de que el médico se limita a cumplir su horario y de que no está, como antaño, disponible de forma generosa para el paciente, aunque la dedicación del médico es técnicamente correcta. Por tanto, el sistema sanitario administrativo transforma al paciente y al médico en personas casi anónimas.

A pesar de una vertiente negativa del sistema, es aquí donde también se encuentran los puntos fuertes que dan prestigio a la medicina actual: los avances científicos y la sofisticación tecnológica.

Sin embargo, se observa asimismo que la ciencia, como valor social actual, tampoco goza de prestigio, contrariamente a lo que sucedía en el siglo XIX. En cambio, la tecnología es venerada, prescindiendo de quien la innova y la maneja. En el ámbito de los medios de comunicación, basta con prestar atención a las noticias de los canales de televisión, tanto públicos como privados, para darse cuenta de que la mentalidad se decanta hacia una visión científica y tecnológica, junto con palabras, muchas veces demagógicas y manipuladoras, de comunicadores y de algunos científicos irresponsables que aseguran que la población puede recibir una curación de cualquier enfermedad, de modo que tiene derecho a que la sanidad, es decir, la organización, se la dé. Por tanto, se transmite un mensaje subliminal según el cual el progreso científico y médico, así como sus aplicaciones a la asistencia diaria, puede estar al alcance de la humanidad, ya que prevé que a medio y a largo plazo no habrá enfermedades incurables, que se podrá detener el envejecimiento, o incluso evitar la muerte, cuando la realidad es bastante distinta y lejana.

Es cierto que el gran impulso de la biomedicina en las décadas de 1990 y 2000 ha abierto las puertas a una nueva medicina conceptual, la medicina molecular, con una tecnología más fiable, la investigación transnacional y la curación de muchos cánceres, así como el papel de las células madre en un futuro no lejano.

También se tiene la sensación de que, gracias a estas posibilidades de aplicaciones científicas y tecnológicas, tendrán tratamiento todas las enfermedades, todos los síntomas de los pacientes, hasta el punto de que se podrán curar las enfermedades provocadas por la sociedad. A menudo se hace llegar a la opinión pública el mensaje de que con los fármacos nuevos y los sofisticados aparatos de que disponemos actualmente se tiene garantizada la salud de forma casi absoluta y omnipotente, cuando solo los centros hospitalarios que poseen aparatos tecnológicos o experimentan con las moléculas pueden hacer efectiva tal afirmación.

Como consecuencia de este mensaje subliminal, la sociedad tiene la sensación de que los responsables sanitarios deben hacer todo lo posible para vencer a la muerte, dado que las expectativas que se le transmiten en relación con la salud no tienen límites, hasta tal punto que se llega a pensar que la muerte no forma parte de la concepción de la vida. Esta percepción es errónea: en el ejercicio práctico de la medicina la ciencia no es exacta, ni la tecnología ni los medicamentos son infalibles.

Hay personas bienintencionadas que valoran excesivamente las posibilidades de la medicina actual, y a veces de forma irreflexiva o irresponsable, en el sentido de que la medicina ahora «lo cura todo o casi todo»; desgraciadamente, los médicos sabemos que existen afecciones para las que no hay una terapia efectiva. Así lo afirma Noah Gordon, en su novela *El médico,* cuando el maestro advierte al discípulo: «Aunque te dedicaras a estudiar medicina durante más de una vida, acudirían a ti personas con enfermedades que son desconocidas».

Muestra actual de ello son las ideas, las manifestaciones y los retos que, de forma constante, nos llegan del geriatra, médico y biólogo inglés Aubrey de Grey, que trabaja en el desarrollo de una estrategia de reparación de tejidos para rejuvenecer el cuerpo y permitir una esperanza de vida indefinida. Es evidente que los médicos y los pacientes sienten una gran preocupación por el envejecimiento, y no solo por el efecto positivo de la posibilidad de alargar la esperanza de vida, sino también por los aspectos negativos, ya que esta teórica longevidad permite transformar muchas enfermedades en crónicas y a la vez alargar la vida, lo que posibilita la aparición de enfermedades nuevas.

De Grey es conocido, entre otras cosas, por su libro *La teoría del envejecimiento de los radicales libres mitocondriales,* en el que afirma que los conocimientos para desarrollar terapias médicas contra el envejecimiento ya existen, pero que el principal problema es la financiación; el dilema de que la ciencia está por delante de las aportaciones, las financiaciones y las posibilidades económicas. Actualmente, sus investigaciones están orientadas a identificar y desarrollar una tecnología que sea capaz de modificar o *invertir* algunas reacciones metabólicas naturales que producen metabolitos nocivos y que son, en definitiva, los responsables del envejecimiento de todos los tejidos. De Grey expone progresivamente estas teorías de forma continuada y organizada, estrategia de la fundación que dirige, Fundación Matusalén, en numerosas apariciones en los medios de comunicación, conferencias, artículos, debates y documentales. Desde el año 2005, sus investigaciones se vertebran en un plan detallado, que recibe el nombre de Estrategias para la Senescencia Negligible Ingenierizada, totalmente centrado en la prevención del envejecimiento y en la aparición del deterioro físico y cognitivo.

Todos estos aspectos son muy controvertidos, ya que propician una gran discusión sobre dichas teorías; incluso la revista *Technology Review,* una referencia en innovación tecnológica multidisciplinaria, publicó un debate sobre la validez de las teorías de De Grey, las cuales no fueron refutadas radicalmente por ninguno de los ponentes que participaban en él. Por otro lado, un referente en biotecnología, William Haseltine, ha afirmado: «La medicina regenerativa no es una probabilidad, sino una realidad a corto plazo».

Por tanto, rehuyendo sensacionalismos más o menos interesados o realistas, es cierto que hay una corriente que sigue insistiendo en estos mensajes de una inmortalidad teóricamente posible.

Una reflexión sobre estas ideas puede llevarnos a aventurar que la sociedad manifiesta el «síndrome de Dorian Gray», es decir, el de quien vendió el alma al diablo para ser inmortal y no envejecer, hasta el punto de ser joven y esbelto como en el retrato que tenía escondido en casa. Esta reacción absurda se observa cuando una persona se da la vuelta para mirar a un deficiente psíquico y se alegra de no sufrir esta situación, cuando en muchos casos, con una buena terapia y un buen apoyo, estas personas son capaces de desarrollarse intelectual, social y laboralmente.

Este debate abre la reflexión para conocer cuál es el beneficio, el resultado final de poder alargar la vida. A menudo se obvian inadecuadamente las curas paliativas, que podrían resultar más beneficiosas y apropiadas en muchas situaciones.

El progreso de la biomedicina también ha puesto sobre la mesa nuevos problemas éticos y morales: el aumento de la esperanza de vida, la gran longevidad, ha modificado el acto de morir. Hace algunos años, la medicina no estaba tecnificada y los recursos terapéuticos también eran escasos, es decir, todo tenía una dimensión más humana y la muerte llegaba cuando tenía que llegar, no se podía planificar. En la actualidad, contrariamente, en la medicina pública, en concreto en la hospitalaria, con unos profesionales altamente cualificados, el aumento de la esperanza de vida ha propiciado que la mayoría de los enfermos crean que el hospital es el lugar salvador y, por tanto, la muerte les llega en este lugar. Hasta hace relativamente poco, la mayoría de los pacientes morían en casa, rodeados de la familia; ahora la propia medicina evita que existan los enfermos desahuciados, que reciben el nombre de *terminales*. En la actualidad, los enfermos mueren sin sufrir, pero también sin la presencia de la familia. Quizá convenga reflexionar sobre el hecho de alargar la vida inútilmente, que también debería ser una gran aportación de la medicina.

En este sentido, hay que incorporar, siguiendo las aportaciones del doctor Sanz Ortiz, nuevos conceptos en la praxis médica en el contexto de las curas paliativas:

- Introducir paulatinamente la atención a la muerte del enfermo. Por ejemplo, hace algunos años, en un congreso de urología oncológica celebrado en Palma de Mallorca, se programó una ponencia sobre curas paliativas y atención al enfermo terminal que, pese a la novedad y la incertidumbre de la cuestión, fue seguida con mucha atención por los asistentes.

- Conocer cómo hay que tratar al enfermo terminal para despedir la vida. En este punto, ¿es la sedación un camino que hay que aceptar?
- Respetar los valores, prioridades y creencias del enfermo en el punto final de su vida.
- Conseguir que el enfermo pueda morir sin sufrimiento y acompañado de alguna persona cercana.
- Asistir correctamente al enfermo para que tenga una muerte digna.

Conviene plantear un cambio de paradigma; sustituir aquel según el cual todo es posible y deben emplearse todos los medios disponibles para vencer las enfermedades (que, en 2012, responde a la tendencia generalizada) por un nuevo modelo fundamentado en el concepto de «salud» que se definió en la reunión de Al-Mahata como «la capacidad mental y física plena». De todo ello inferimos que la biología y la salud deben gestionarse como una estrategia para alargar la esperanza de una vida de calidad. Ya en el siglo xvi, Paracelso formuló una definición humanística de *salud:* «el equilibrio del ser humano consigo mismo y con su medio ambiente».

Habilidades de comunicación

Reflexiones para un cambio de modelo

Las habilidades de comunicación están especialmente indicadas para mejorar la relación médico-paciente, en general, y de manera particular en las enfermedades graves, oncológicas y degenerativas crónicas de larga duración, así como en las que entrañan grave peligro para la salud y están relacionadas con los estilos de vida de la población. De forma directa, nos referimos a todas las enfermedades de transmisión sexual.

Desde un punto de vista formativo, a los médicos les enseñan unas habilidades de comunicación técnicamente muy correctas, por lo menos teóricamente, pero que no van dirigidas —y aquí radica el problema— a captar el hecho de estar enfermo en una triple dimensión «global, personal y social», como ya se ha visto.

Esta dimensión está pensada para elaborar la historia clínica, que es un texto fundamental y, al mismo tiempo, la primera relación que establece el enfermo con el médico. El profesional debe llevar a cabo una entrevista técnicamente correcta, poseer una buena comunicación verbal y entender qué experimenta el paciente, ya que a menudo este no se expresa con claridad, en la mayoría de los casos por una formación cultural reducida.

Los ejes principales para elaborar una historia clínica están muy bien definidos y explicados en los libros de texto. Así, se puede comprobar que los médicos más jóvenes son capaces de elaborar una historia clínica totalmente correcta en la que se aportan los elementos significativos que permiten captar de forma ordenada las manifestaciones sindrómicas, es decir, hacer un esbozo muy claro de lo que le ocurre al paciente y conocer los puntos que definen las investigaciones que deberán efectuarse para llegar al diagnóstico definitivo. Sin embargo, también se observa que el interrogatorio al que se somete al enfermo y las exploraciones físicas posteriores a esta entrevista están dirigidos a obtener el diagnóstico anatomofuncional de la enfermedad, pero que en absoluto se enmarca el caso en un contexto de alteraciones emotivas, personales, familiares, sociales o laborales.

En este punto, conviene destacar nuevamente la necesidad de que los planes educativos de las facultades de medicina incorporen formación en habilidades comunicativas, reflexión motivada por la experiencia personal.

En lo que concierne a esta consideración, no ha tenido lugar una evolución formativa en nuevos modelos de entrevista médica para elaborar el documento de la historia clínica, ya que no se menciona que para ello deban conocerse nuevas técnicas como la comunicación no verbal.

Además de prestar atención a los aspectos psicológicos en la comunicación de malas noticias, es muy importante el entorno físico en el que se transmite este tipo de información; un aspecto que, no obstante, a menudo se descuida.

La comunicación no verbal

Los psicólogos y los psiquiatras hace tiempo que practican esta forma de comunicación y admiten que conocer los movimientos de una persona proporciona indicios sobre su carácter, su estado de ánimo, sus emociones y las reacciones que experimenta en relación con el entorno que la rodea. Estas indicaciones se incorporan en la historia clínica.

Debemos asumir el hecho de que la comunicación no verbal no está presente en la práctica médica, con las excepciones mencionadas anteriormente. Por ello es necesario adquirir conocimientos sobre el significado de cada uno de los comportamientos no verbales, los cuales proporcionan indicios y constituyen expresiones de intenciones emocionales. De ahí la importancia de que el médico posea conocimientos y habilidades en esta forma de comunicación.

Para poder comprender el comportamiento no verbal deben tenerse en cuenta una serie de criterios:

- Cada comportamiento no verbal está asociado al conjunto de la comunicación de la persona; un solo gesto aislado tiene un valor en el conjunto.

- Los movimientos y gesticulaciones no verbales deben traducirse e interpretarse de forma congruente con la comunicación verbal.
- Cada gesticulación y comportamiento no verbal debe contextualizarse en la comunicación.

Por tanto, es necesario lograr que en la formación médica en habilidades de comunicación se destine un apartado a la comunicación no verbal y a su interpretación.

La expresividad corporal, facial y gestual, y la palpación de determinadas zonas de la anatomía permiten interpretar que hay una focalización que también tiene una referencia en la enfermedad, momento en el que el médico debe saber captar estas acciones y conocer qué experimenta el enfermo en aquellas determinadas áreas anatómicas.

Según los estudios del antropólogo Albert Mehrabian, únicamente el 7 % de la comunicación es verbal; el total de los datos muestra que el acto comunicativo queda desglosado como sigue:

- El 7 % de la comunicación es verbal.
- El 38 % de la comunicación se refleja en la voz (entonación, proyección, resonancia, tono, etc.).
- El 55 % de la comunicación corresponde al lenguaje no verbal (gesticulación, postura, movimiento de los ojos, respiración, etc.).

Estos datos son muestra patente de la importancia de la comunicación no verbal.

Este elemento de la comunicación desempeña un papel fundamental en el momento de obtener información del enfermo, ya que una parte de los datos no es verbalizada pero sí comunicada mediante la mirada, los gestos, la postura, etc.

Es un hecho que estas habilidades comunicativas no están plenamente desarrolladas en la formación curricular de los médicos, lo que genera un déficit. No obstante, es posible corregir esta situación mediante la incorporación de la comunicación no verbal en los planes de estudios como una nueva forma de entender la comunicación entre el médico y el paciente.

Los institutos de ciencias de la educación (ICE) de las universidades han manifestado en varias ocasiones que en la formación de los profesionales médicos deben incorporarse nuevas técnicas de comunicación; sin embargo, su integración en el corpus curricular es relativamente reciente. Por ejemplo, algunos aspectos no verbales permiten conocer las patologías siguientes:

- Según la postura corporal, es fácilmente deducible que hay una focalización de una patología osteoarticular; por ejemplo, en función de cómo el paciente sitúa el cuerpo o de cómo se sienta.
- Hay gestos conscientes que pueden variar según la cultura del enfermo y que no tienen un significado interpretable; por ejemplo, estrecharse el abdomen cuando se padecen retortijones intestinales.
- Algunos gestos expresan estados emotivos como ansiedad, tensión, dolor, alegría, etc.; por ejemplo, cerrar los ojos y estirar el cuello en caso de cefalea.
- Para expresar emociones y estados de ánimo se acostumbra a utilizar una expresión sencilla, junto con la mirada, lo que permite regular la interacción y reforzar al receptor, que son movimientos difíciles de controlar.
- La mirada también tiene una gran importancia, ya que desempeña un papel primordial en la percepción y expresión del mundo psicológico.
- La sonrisa expresa simpatía, alegría o felicidad. Resulta también útil en situaciones de tensión, porque es una forma de relajar el ambiente emotivo y, por tanto, surte un efecto terapéutico.

Comunicar malas noticias y tener en cuenta las emociones que ello provoca

En este punto, hay que mencionar que, mientras el paciente o la familia no reciben una mala noticia, la persona con la que el médico trata es una persona sana, es decir, aún no ha sufrido un impacto emocional y vive ajena al problema. Así, en el momento de recibir la noticia, la vida del paciente se desmorona y el temor y la inseguridad ocupan su mente. Conviene tener presente que el diagnóstico corrobora una realidad que el paciente debería tener asumida; sin embargo, el momento de recibirlo confirma las sospechas que este ya albergaba. Por tanto, es necesario tomar conciencia de que la enfermedad es consustancial a la vida, a la naturaleza humana, de modo que, al comunicar una mala noticia, el médico debe prever que provocará una reacción emotiva intensa, que es mal tolerada y que afecta especialmente.

Hay personas que cuando están enfermas, cuando reciben una mala noticia, se ven invadidas por una sensación de desgracia de la que difícilmente pueden despojarse durante todo el proceso de la enfermedad, ya que lo manifiestan como un fracaso en la vida.

Conviene tener muy claro que no se puede cambiar la naturaleza de las cosas; es decir, el paciente debe comprender que, a pesar de los avances tecnológicos y científicos o de las investigaciones de los nuevos fenómenos de la naturaleza y la biología, se tiene que continuar viviendo con la enfermedad.

Obviamente, el médico debe comunicar al paciente que la enfermedad será tratada de la forma más eficaz posible, en consonancia con las mejores evidencias científicas, ya que los profesionales que se dedican exclusiva o preferentemente a las enfermedades neoplásicas trabajan cada vez más de manera multidisciplinaria.

Dado que la mala noticia no puede dejar de comunicarse, hay que procurar que se cumplan una serie de condiciones que justifiquen la virulencia de la reacción.

Se tiene que procurar que la información transmitida sea relevante, concreta y clara sobre la enfermedad o el hecho (accidente grave) que se comunica. El paciente o familiar debe tener o percibir una comunicación inequívoca. El choque psicológico que se genera no puede suscitar dudas; la información debe ser clara y concreta.

En la mayoría de los casos, al recibir una mala noticia como un diagnóstico de cáncer, la persona afectada debe interrumpir temporalmente su actividad profesional, aunque en algunos casos este diag-

Vivencia asistencial

Visitaba a un paciente, médico de primaria. Tenía una analítica con un antígeno prostático específico (PSA, por sus siglas en inglés) alto y con un índice que recomendaba proceder a una biopsia de próstata, hecho que le comuniqué con un razonamiento de la propuesta. La reacción inmediata consistió en preguntar si era realmente necesario hacerlo. En este supuesto, le recomendé que se hiciera la biopsia. Al día siguiente acudió a mí de nuevo para contarme que se había documentado bien y que aquella cifra elevada de PSA podía ser debida a varias causas o circunstancias, de modo que no era necesaria la biopsia. Me contó que sabía que para efectuar la determinación del PSA era conveniente que hubiese pasado como mínimo una semana sin mantener relaciones sexuales, ya que estas y la eyaculación podían producir elevaciones transitorias del marcador. Aquel razonamiento era cierto, pero se olvidaba de un aspecto importante: desde hacía unas cinco semanas tomaba alfa-bloqueantes y descongestivos prostáticos, que lo que hacían era reducir al mínimo estas elevaciones de PSA, y, por tanto, la cifra obtenida en dos determinaciones estaba por encima del máximo de normalidad, era consistente y aconsejaba la práctica de la biopsia prostática.

He aquí un ejemplo de la negación inmediata de la posibilidad de que uno mismo sea víctima de una dolencia o enfermedad. Esta es la reacción primera y primaria que más afecta y condiciona.

nóstico supone una baja laboral definitiva, lo que a la vez comporta la pérdida de un objetivo que daba sentido a muchas de las actividades de la vida diaria. En este punto, el paciente debe reconducir su vida y redefinir su futuro personal fuera del ámbito laboral.

Esta transición vital casi siempre tiene lugar demasiado temprano, lo que significa que la persona debe romper con sus expectativas individuales y, como consecuencia, provoca que la adaptación a esta nueva situación sea dificultosa.

Si el enfermo es un hombre, este percibe que el papel de sustentador de la familia que tradicionalmente se le ha asignado se ve amenazado; en cambio, en el caso de la mujer, especialmente en el de aquellas con una experiencia laboral escasa o nula, la persona percibe que se anuncia una etapa de sobrecarga, ya que no podrá asumir por sí misma las funciones familiares de las que hasta ahora se hacía cargo y otras personas deberán suplirla.

Además, en este punto se inicia una nueva situación de adaptación en el seno de la familia y de la pareja.

Una de las reacciones frecuentes que acostumbra a desencadenar en los pacientes y las familias la recepción de la mala noticia consiste en expresar al médico sus sentimientos:

- Ante un diagnóstico fatal: «¡Qué he hecho yo para que me pase esto!».
- Ante un diagnóstico de VIH, por ejemplo: «¡Dónde lo habré cogido!».
- Ante todo tipo de diagnóstico: «¿Por qué a mí...? ¡Si siempre he llevado una vida sana!».

Llegado este punto, una segunda acción inmediata que el médico debe llevar a cabo con el paciente consiste en hacerle entender que debe modificar estos sentimientos inadecuados.

Podemos asegurar que no hay nada más inevitable que la muerte; sin embargo, a pesar de esta certeza permanente, debe admitirse que el ser humano no está preparado para afrontarla. Pese a dedicar la propia existencia al estudio y a la preparación para la vida, en ningún momento hemos recibido las herramientas necesarias para hacer frente a la muerte de las personas del entorno o, incluso, la propia. En este sentido, la muerte no es el único aspecto cuya reflexión y preocupación se ha obviado: la salud mental en el momento de hacer frente a un sufrimiento desagradable precisa asimismo una consideración.

El ser humano no está preparado para aceptar acontecimientos como tener un hijo o una hija con parálisis cerebral, una enfermedad cerebral, una enfermedad incapacitante progresiva o una minusvalidez grave. Por tanto, el primer paso consiste en aceptar la situación para poder procurar las mejores condiciones de vida, tanto para la persona afectada como para su entorno. Es importante hacer comprender a todo el entorno y al propio enfermo que el sufrimiento no es inevitable; por ello, hay que aceptarlo para combatirlo.

Así, toda la energía debe destinarse a hacer entender, de forma realista, que hay que abandonar la lamentación y emprender una lucha particular, y en común, para que se pueda superar esta adversidad o soportarla con el mínimo sufrimiento.

Una de las grandezas del ser humano es su capacidad de adaptación a la realidad, entendida no como resignación en un sentido religioso, sino como una situación a la que la persona, en este caso el enfermo, destinará todos los recursos personales de que dispone para mejorar o revertir la adversidad. Por tanto, hay que conseguir la felicidad, es decir, hay que actuar y no lamentarse.

Otros pacientes, al recibir la mala noticia, no se sienten derrotados, sino que encuentran el modo de reconducir las energías y, sin duda alguna, son capaces de desarrollar recursos y habilidades para superar las situaciones adversas que la vida ofrece diariamente. Son personas que sonríen, que no muestran la sonrisa como un simple rictus, sino como la expresión de una satisfacción interna.

Vivencia asistencial

Me dispongo a exponer la historia de una paciente a quien diagnostiqué un cáncer renal en estadio muy precoz, lo que favoreció que la cirugía radical (con extirpación total del riñón o de la celda renal) lo curase, ya que el tumor estaba localizado.

En esta carta, las reflexiones de la paciente reflejan lo que significa «complicarse la vida inútilmente»:

«[...] ¡Con qué facilidad gastamos buena parte de nuestras energías e ilusiones intentando conseguir objetivos que ahora veo absurdos, o por lo menos imposibles! [...] Nos pasamos la vida trabajando como esclavos para poder comprar muchas cosas, que ahora me parecen inútiles. Malgastamos nuestro tiempo yendo de un lado a otro sin encontrar nunca el lugar que buscamos. No paramos de correr y correr durante todo el día para que, al llegar la noche, nuestra más absurda sorpresa sea que el día de mañana tendremos que seguir corriendo. De cualquier tontería hacemos un problema; muchas veces los conflictos que creemos que tenemos son simples preocupaciones que únicamente existen en nuestra mente; sufrimos con demasiada frecuencia tragedias inexistentes; deseamos metas absurdas, y lo peor de todo es que al final... nos sentimos desgraciados. Ahora, y sabiendo lo que me pasa, veo cuánta energía y cuánto tiempo he malgastado, y lo más absurdo es que, aun siendo conscientes de que ambas cosas son temporales, finitas, las malgastamos como si fuesen inagotables. Ahora veo bien claro que tenemos que coger el timón de nuestras vidas y saber conducirla con la cabeza; la vida puede ser tan fácil como nosotros la queramos situar en cada momento o tan difícil como la queramos sentir. Sé perfectamente que muchos acontecimientos no dependen de nosotros mismos, pero siempre será mucho más fácil abordarlos si dirigimos nuestra energía a superar las dificultades, y no a aumentarlas; si nuestra sensibilidad busca siempre el bienestar, la plenitud vital, los aspectos positivos en cada situación y no perdemos el tiempo autocastigándonos inútilmente [...]».

Cuando un médico se pone en contacto con el familiar o los familiares a quienes debe comunicar una mala noticia, se encuentra ante unas personas con una gran inquietud, presurosas por saber de qué se trata; con un nerviosismo exacerbado, un aspecto físico que mediante la expresión del rostro denota temor y un desencaje que transmite dramatismo, ya que esperan lo peor.

La comunicación debe llevarse a cabo en un espacio cómodo, que permita una proximidad física, ya que esta ayuda a que los afectados sientan el apoyo del médico. El profesional, por su parte, también vive el drama del momento y transmite apoyo afectivo.

A menudo, este ambiente intimista no existe, sino que la mala noticia se comunica estando los receptores de pie o sentados en una sala de espera, o de pie en un pasillo del hospital; esto es, en un lugar que, sea cual fuere, es precisamente el menos indicado para ello, ya que cuando los familiares reciben la noticia no se hallan en el entorno en el que más conviene enmarcar el choque afectivo. Este hecho ocurre con frecuencia y constituye un claro ejemplo de la inadecuación del espacio y el ambiente en los que debe desarrollarse este aspecto dramático de la comunicación médica.

Capítulo 2
Sugerencias y propuestas para un cambio

Los planes educativos actuales tienen que prever una formación específica en habilidades comunicativas, necesidad que se manifiesta mediante la experiencia personal y profesional diaria.

Como pincelada, con el Plan Bolonia, algunas de las ideas que cambiarán en los nuevos programas formativos de las facultades de medicina son las siguientes:

- Escuchar con atención, obtener y sintetizar la información pertinente sobre los problemas que afectan al enfermo, así como comprender el contenido de esta información.
- Establecer una buena comunicación interpersonal, que capacite para dirigirse con eficacia y empatía a los enfermos, familiares, acompañantes y otros médicos y profesionales sanitarios.
- Redactar historias clínicas, informes médicos y otros registros médicos de forma comprensible para terceras personas.
- Comunicarse de forma efectiva y clara, tanto oralmente como por escrito, con los pacientes, familiares y acompañantes, para facilitarles la toma de decisiones, el consentimiento informado y el cumplimiento de las prescripciones.
- Proporcionar adecuadamente al paciente o acompañante la información pertinente sobre el proceso patológico, sus bases y consecuencias, incluidas las malas noticias.

- Comunicarse de forma clara, tanto oralmente como por escrito, con otros profesionales y con los medios de comunicación.
- Conocer adecuadamente la lengua inglesa, tanto oral como escrita, para poder comunicarse científica y profesionalmente de forma eficaz con el ámbito científico y médico internacional.

Es cierto que, también a veces, resulta muy difícil entender y comunicarse con el enfermo. En estos casos, ya en la entrevista, el médico advierte la ausencia de confianza y empatía, e incluso de compenetración; esta última no deja de ser necesaria e imprescindible.

La causa de esta «incomunicación» o falta de confianza se puede situar en ambas partes: en ocasiones, el paciente se cierra en banda, si bien también hay médicos que no saben adentrarse en el afecto y la psicología del enfermo.

Por tanto, el médico debe intentar entrar en la empatía del enfermo de forma tangencial, siempre a partir de las preocupaciones, temores y miedos o por medio de alguna de las opiniones que este

---

Vivencia asistencial

Como muestra de esta teoría, concretamente sobre la incapacidad y la responsabilidad del médico, detallaré a continuación una experiencia personal.

Durante una visita, debía comunicar el diagnóstico de cáncer vesical a un hombre de unos cincuenta años. Una vez que hubo sido informado, el paciente expuso de manera clara y realista todo aquello que la enfermedad le acarrearía a partir de ese momento: la familia, los hijos, el trabajo, la quimioterapia, etc. Con la voluntad de mostrarle mi empatía, le dije: «le comprendo». La respuesta del paciente fue inmediata, contundente, impactante y agresiva: «¿Cómo puede usted comprenderlo si el que tiene cáncer soy yo?».

acaba de expresar. De este modo, hay que comunicar el mensaje con una comprensión cálida y sincera.

En conclusión, es muy importante que el paciente pueda notar que el médico le entiende, y por ello la comunicación debe cuidarse en ambas vertientes: la verbal y la no verbal.

El contacto físico como forma de comunicación

Otro aspecto poco explorado de la relación médico-paciente es la importancia del contacto físico entre las personas. Por ejemplo, los recién nacidos experimentan sensibilidad por el contacto físico, ya que el tacto, la sensibilidad táctil, es el primer sentido que desarrollan para relacionarse con el mundo exterior.

La piel es el órgano emocional a través del cual se reciben las primeras sensaciones y emociones. Durante toda la vida, el contacto físico sigue formando una parte esencial de la comunicación y la relación humanas.

Esto tiene una correspondencia en la anatomía y la fisiología del cuerpo humano, ya que, en el cerebro, el área que recibe los estímulos sensoriales del tacto ocupa una gran extensión, una de las más grandes y específicas del encéfalo humano.

Ni que decir tiene que, cuando logramos establecer una buena comunicación, alcanzamos una mejor intimidad física. Por ejemplo, en la pareja, es entonces cuando tienen lugar las relaciones más satisfactorias; lo mismo sucede entre el recién nacido y la madre. Los niños se sienten más seguros y protegidos frente a cualquier peligro cuando están bien arropados por los padres; se relajan, se sienten cuidados de forma agradable y experimentan la ternura que los padres les profesan.

Por este motivo, en un gesto tan sencillo como el de estrechar la mano podemos diferenciar dos tipos de individuos: aquellos que lo hacen laxamente, sin fuerza, y no transmiten nada, y aquellos que la dan decidida e intensamente, con fuerza, y transmiten seguridad, entendimiento y ganas de relacionarse.

En Estados Unidos, por ejemplo, esta segunda observación forma parte de las recomendaciones que reciben los grupos universitarios en paro en los cursos de formación para conocer las técnicas de comportamiento en la búsqueda de empleo.

Así, el simple y breve hecho de tacto-contacto consistente en estrechar la mano de forma decidida, contundente y abierta, seguido de un abrazo, fuerte o no, puede comunicar más entendimiento, apoyo, seguridad y confianza que una conversación de muchos minutos y que, evidentemente, un mensaje o carta por escrito. Por tanto, el contacto físico es una forma muy directa e inmediata de comunicación. Si esto se traslada a la relación médico-paciente, es decir, a la comunicación entre ambos, entendemos que, al estrechar la mano del paciente de este modo, transmitimos una seguridad y una confianza más que recomendables.

La psicología conductista o del comportamiento, cuyo origen se remonta a los estudios sobre el reflejo condicionado de Ivan Pavlov y a la ley del efecto de Thorndike, cuenta con un largo historial de estudios que demuestran la importancia del contacto físico —sexual o no— en el bienestar de las personas. Un contacto que incluso se ha establecido con el fin de que las personas puedan recobrar la confianza en sí mismas y en quienes las rodean.

En el año 1976, el psicólogo alemán Rudi Wormser, entonces asistente en el Instituto de Psicología de la Universidad de Múnich e investigador del Instituto Max Planck en los campos de la psiquiatría, la psicopatología y la psicoterapia, publicó *Sensitiv Spiele. Wie man neuartige Kontakte knüpft und überraschungen Erfahrungen macht* («Juegos de sensibilidad. Cómo establecer nuevos contactos y tener experiencias sorprendentes»). Este libro consiste en una recopilación de ejercicios individuales y colectivos orientados hacia el restablecimiento de la confianza mediante el contacto físico —sexual y no sexual— con otras personas. En Alemania, el doctor Wormser dirigió durante años seminarios de *Sensitivity Training* o «entrenamiento de la sensibilidad y dinámica de grupos» durante los fines de semana en una casa de campo. La tabla de ejercicios estaba dirigida esencialmente a superar las inhibiciones de la sensibilidad provocadas por una educación autoritaria y estricta.

Actualmente, la psicología conductista está suficientemente desarrollada para que los resultados de sus investigaciones puedan formar parte de la formación de los médicos en el logro de una comunicación profesional más humana con el paciente.

Por tal de mantener la eficacia profesional, es importante que el médico ponga en perspectiva el sufrimiento del enfermo, a fin de mantener la objetividad necesaria para evaluar con lucidez esta condición. También es fundamental que esta perspectiva objetiva no obstaculice la capacidad del médico de transmitir al enfermo

---

Vivencia asistencial

Durante las visitas a los pacientes ingresados, he observado un detalle al que con el tiempo he concedido mucha importancia: se trata del contacto físico con el enfermo. Cuando me acerco a la cama de un paciente para ver cómo se encuentra o cómo ha pasado la noche, es decir, cuando se hacen las primeras preguntas generales, le tomo la mano, que voy aguantando y estrechando de forma intermitente, e incluso le pellizco el dorso, a fin de que tenga lugar una comunicación más intensa, ya que el refuerzo del tacto aumenta la confianza, la seguridad en el proceso y la satisfacción del trato.

Empecé a aplicar esta técnica gracias a las lecturas sobre habilidades de comunicación y después de asistir a seminarios organizados por el ICE de la Universidad Autónoma de Barcelona, donde se informa a los asistentes de las ventajas del contacto físico para que, posteriormente, cada profesional las aplique en su ámbito laboral.

su confianza y solidaridad para vencer la enfermedad de manera conjunta.

En este punto, conviene conocer cuáles son las características principales de todo buen comunicador:

- Hacerse entender.
- Expresarse con claridad.
- Saber escuchar.
- Convencer al interlocutor.

Cierto es que algunas personas están dotadas de estos atributos. El don de la palabra persuasiva es a veces una cualidad innata, pero también se puede adquirir mediante un buen aprendizaje planificado, que se puede convertir en un hábito diario, el cual reporta una gran mejora en las relaciones personales. Desde el momento en que una persona es capaz de establecer una teoría de la comunicación, esta puede convertirse en una asignatura para aprender, basta con dotarla de un código de aprendizaje.

La información que transmite el médico al paciente debe cumplir una serie de requisitos teóricos, como aconsejan todos los manuales de teoría general de la comunicación: lo que se diga tiene que ser relevante, suficiente, adecuado y preciso. Estas premisas nos permiten acercarnos a la excelencia de la relación comunicativa entre el médico y el paciente en un contexto de medicina moderna, pública y centrada en los derechos del paciente de manera fundamental.

Al reflexionar sobre los aspectos formales de la comunicación del médico con el paciente, debemos tener en cuenta las teorías generales de la comunicación y los aspectos formales de todo acto comunicativo, ya que estos son válidos para cualquier tipo de relación comunicativa.

Resulta fundamental tener muy claro *a quién* se dirige la comunicación (conocimiento del enfermo en diversos aspectos: cultural, social, intelectual, económico, familiar, religioso, profesional, etc.) y adecuar las preguntas y reflexiones a la realidad individual concreta. También debe tenerse muy presente *cuál es el objeto* de la comunicación; para ello nos centraremos en la cuestión principal y no cambiaremos de contexto o de asunto, ya que, según la gravedad de lo que se está comunicando, corremos el riesgo de caer en una frivolidad que puede herir la sensibilidad del enfermo e, incluso, causarle un perjuicio psicológico grave. Otro aspecto importante es el *lugar* en el que se proporciona la información, es decir, el «escenario» en el que se establece la comunicación, porque, como ya se dijo, en muchos casos este proceso requiere cierta intimidad o aislamiento y, por tanto, conviene facilitar este contexto y no cometer el error de informar las posibles complicaciones de la cirugía a la que se tiene que someter al enfermo, los efectos secundarios de la medicación, etc., en medio de un pasillo o en una sala de espera, por ejemplo. Así pues, habrá que buscar un lugar que posibilite la intimidad y la discreción de la relación entre el médico y el paciente.

En el momento de iniciar la entrevista, la historia clínica, que es el primer eslabón de la relación-comunicación entre el médico y el paciente, hay que tener siempre presente que las primeras frases, la primera imagen, los gestos, etc., serán la verdadera carta de presentación del profesional. Esta primera toma de contacto es especialmente importante, ya que de los citados aspectos se derivará la imagen que el paciente tendrá del médico, la cual difícilmente podrá ser modificada a partir de ese momento. Por tanto, el facultativo ha de ser consciente de la necesidad de controlar el carácter, el estado de ánimo y los pensamientos y de ofrecer la cara amable y técnicamente más adecuada para llevar a cabo el acto comunicativo que conlleva el papel de médico y consultor.

Este aspecto es sumamente importante porque en cada situación el papel que se debe representar no puede suscitar dudas. Así, en la entrevista, el profesional no puede actuar como un amigo, un padre, un profesor o un ciudadano anónimo, sino que debe ser consciente de que el papel del médico consiste en brindar ayuda, consejo, apoyo y soluciones con relación a las preguntas del paciente.

El control emocional en la comunicación con el enfermo o con los familiares del paciente es fundamental, de modo que, lejos de dejarse influenciar por el estado de ánimo, el médico debe mantener la profesionalidad en todo momento, así como controlar sus propias emociones. De no ser así, tendrá lugar una falta de confianza con el enfermo y se habrá conseguido el efecto contrario: la desconexión comunicativa.

A causa del déficit de formación en la comunicación médico--paciente, los profesionales cometen errores importantes en el proceso de establecer una buena comunicación con el enfermo. Por este motivo, resulta fundamental detectar estas situaciones para que puedan servir al alumnado de medicina, ya que la tarea comunicativa es interdisciplinaria y transversal y afecta a los profesionales de todas las especialidades que se dedican a la asistencia médica.

Por tanto, hay que conceder la máxima libertad de expresión de los síntomas y las vivencias al enfermo.

Es esencial escuchar activamente al enfermo para que este se explique abiertamente, argumente sus vivencias, síntomas, temores y angustias, y para que pregunte sin miedo; este aspecto constituye el auténtico termómetro de la buena comunicación y relación médico-paciente.

Esta habilidad es fundamental, como se enfatiza en los cursos de formación en comunicación. Un requisito que se destaca especial-

---

Vivencia asistencial

«¿Ha bebido un litro de agua todos los días, como le prescribí?».

Debemos evitar formular preguntas cuya respuesta, en cierto modo, es implícita. Con ellas parece que buscamos más nuestra afirmación profesional que la verdadera opinión del enfermo, que es, en realidad, la que nos interesa para ejercer correctamente nuestro trabajo.

Vivencia asistencial

«Esto que me cuenta que le ha pasado no será porque no ha hecho...».

No resulta difícil darse cuenta de que estos errores en la comunicación no facilitan en absoluto que se reafirme la confianza recíproca, sino que dificultan que el enfermo asuma responsabilizarse en su proceso, ya que el médico es la causa de esta falta de confianza.

---

mente consiste en que el interlocutor —en este caso, el médico— escuche de verdad, en saber escuchar.

Y es en este sentido en el que el lenguaje no verbal cobra importancia una vez más. El médico debe mirar atentamente a los ojos al enfermo que está interrogando y adaptar convenientemente su expresión corporal para demostrarle que le presta absoluta atención. Como vemos, el lenguaje no verbal es una forma más que adecuada de facilitar la relación, de hacerla mucho más intensa. Sin embargo, no todo se limita al lenguaje no verbal: también resulta muy adecuado solicitar al enfermo alguna aclaración sobre ciertos aspectos que se le acaban de comunicar, como muestra de que el médico se quiere asegurar de que lo ha entendido todo perfectamente.

No solo hay que adoptar una actitud de total atención a lo que manifiesta el enfermo, sino que esta sensación debe transmitirse de forma inequívoca. Si el médico es capaz de ello, si puede propiciar esta relación de entendimiento, logrará ponerse en el lugar del paciente, es decir, transmitir la sensación de que experimenta los sentimientos de la reacción del proceso diagnóstico.

Mis vivencias profesionales me llevan a determinar que, en algunos casos, al concluir la visita médica, he tenido la impresión de no haber alcanzado un buen entendimiento con el paciente; en cambio, en otras ocasiones sí he experimentado la agradable sensación de haber conseguido establecer una buena comunicación, lo que facilita todo el proceso terapéutico.

Otros ejemplos ponen claramente de manifiesto que situaciones que fomentan la tranquilidad, como el desahogo emocional que conlleva el hecho de hablar y compartir con otros los problemas y las dificultades, refuerzan la capacidad de afrontar las situaciones difíciles. Por ejemplo, la participación semanal en grupos terapéuticos de apoyo psicológico está relacionada con una mayor esperanza y calidad de vida en pacientes que padecen enfermedades crónicas e, incluso, algunos tumores malignos; algunos enfermos de psoriasis que asisten a sesiones de relajación o de meditación se curan más rápidamente de las lesiones; en algunos casos, escribir sobre experiencias traumáticas favorece la mejora de los síntomas y, a largo plazo, también de los enfermos asmáticos y artríticos.

Se ha demostrado que, si se compara una situación mala —en este caso, el diagnóstico de cáncer que se acaba de comunicar al paciente— con una experiencia mala o peor —lo cual, en tales situaciones, resulta difícilmente posible—, la persona se siente mejor al recurrir a recuerdos más agradables para contraponerlos con los actuales. De manera similar, nos sentimos mejor al comparar una circunstancia personal negativa con la de otra persona que aún es peor, y viceversa. Se ha comprobado que las personas afectadas por desastres naturales, si tienen un carácter optimista, se sienten aliviadas al compararse con los damnificados que han padecido daños más graves. A menudo, mediante reflexiones como: «mi vida será muy difícil a partir de ahora, aunque, si miro a mi alrededor y a algunas personas que conozco, podría haberme ido mucho peor», o incluso: «por lo menos no soy el único», algunos enfermos logran aliviar el sufrimiento. Por ejemplo, en 1983 se publicó un estudio llevado a cabo entre mujeres afectadas de cáncer de mama que habían creado un grupo de autoayuda y se reunían semanalmente. La psicóloga alemana Shelley Taylor, que estudiaba este grupo, demostró que las pacientes a las que se había practicado una mastectomía

El científico Stephen Hawking concedió una entrevista a la periodista estadounidense Deborah Solomon que apareció publicada en el periódico *The New York Times* el 12 de diciembre de 2004. Veamos, a continuación, un breve fragmento de ella:

DEBORAH SOLOMON (DS): Con su extraordinaria erudición, ¿por qué se molesta en escribir libros tan inteligibles sobre los misterios del universo?

STEPHEN HAWKING (SH): Quiero que mis libros se vendan en los aeropuertos.

DS: ¿Está siempre de tan buen humor?

SH: La vida sería trágica si no fuese divertida.

DS: Ahora en serio: ¿cómo se mantiene tan optimista?

SH: Mis expectativas se redujeron a cero cuando tenía veintiún años. Desde entonces, todo en mi vida ha sumado.

parcial se definían como más reconfortadas que las que habían sido sometidas a una mastectomía total unilateral, y, al mismo tiempo, estas se sentían más reconfortadas que aquellas a las que se había practicado una mastectomía total bilateral, además, con vaciado ganglionar.

Como vemos, sin hacer de ello un juicio moral, hay una tendencia evidente a hacer comparaciones ventajosas con el resto de las personas, lo que puede provocar que el individuo salga reforzado del infortunio. Así, se podría decir que el estilo optimista de contar las cosas estimula la búsqueda de la vertiente positiva de los contratiempos, lo que puede ayudar a minimizar y disminuir el impacto negativo de las desgracias, además de evitar el desánimo.

De todas formas, no debe caerse en la trampa de creer que con optimismo se podrá vencer cualquier adversidad. Esta fe ciega en los poderes totales del optimismo está personificada en Pollyanna, la joven protagonista de la novela homónima —y, posteriormente, de la película— escrita en 1913 por la autora estadounidense Eleanor H. Porter. La figura de Pollyanna impregna tan intensamente algunos sectores de la sociedad de Estados Unidos que incluso se ha lexicalizado como adjetivo *(pollyannish)* para calificar a las personas optimistas en exceso.

Capítulo 3
Los aspectos psicológicos de la enfermedad

La angustia y los miedos del entorno familiar conforman un aspecto que no suele ser abordado, ya que no se ha analizado ni estudiado en profundidad en el entorno de la formación médica y académica.

Hay dos tendencias bien diferenciadas y muy conocidas en el día a día de los pacientes:

- *El enfermo intenta no transmitir sus temores.* Esto ocurre en muchos casos. El enfermo es muy consciente de su situación y de todo lo que conlleva en el ámbito personal, familiar y laboral, de modo que trata de evitar que se detecten sus miedos, sus preocupaciones, etc.

- *El entorno familiar intenta no transmitir sus preocupaciones al enfermo,* no hablar mucho de ello. En cierto modo, la familia entiende que debe «proteger» a la persona afectada y evitar que conozca la realidad de su situación, así que la engaña bienintencionadamente, como con una mentira piadosa, ignorando que la totalidad de los derechos sobre la enfermedad corresponden al paciente y todo lo que ello comporta.

De ambos casos se desprende la búsqueda de un equilibrio a menudo difícilmente alcanzable, pero al que ambas partes aspiran, ya que se trata de situaciones de reciprocidad voluntariamente tácita. La consecución de este equilibrio depende de cada persona y entorno en concreto, pero si llega a alcanzarse es muy probable que dé lugar a una situación activa y, en algunos casos, a la mejor de las actitudes posibles. Este es un silencio recíproco, como un «pacto de no agresión» no escrito.

No todos los pacientes están preparados o capacitados para soportar el hecho de padecer cáncer; muchos de ellos son víctimas de un fallo psicológico en ocasiones irreversible que, por tanto, en estos casos debe evitarse o ser paliado en la medida de lo posible.

Esta actitud, lejos de ser ideal, puede provocar que esta reciprocidad de la que no se quiere hablar acabe convirtiéndose en un verdadero muro, en una barrera entre ambas partes, lo que contribuye a aumentar la angustia. Por este motivo, se trata de una situación dinámica que debe permitir abordar la cuestión, pero dentro de unos límites siempre muy prudentes.

Toda enfermedad entraña un serio peligro: si se llega a una situación de aislamiento comunicativo en la que nadie aborda la cuestión, resulta imposible gestionar la angustia que la enfermedad genera en todo el entorno, y esto contribuye a minar la moral de lucha que siempre es deseable en estos casos. Se trata, pues, de un foco de desconfianza muy grave entre el paciente y su entorno familiar más inmediato que debe evitarse.

Por otro lado, afortunadamente, existe una forma muy eficaz de gestionar los miedos, angustias, temores e incertezas que, como hemos dicho, se generan: los grupos de ayuda.

Estas asociaciones ya hace muchos años que existen y sus terapias son una práctica habitual en países con una sanidad avanzada. En España, en cambio, adolecen en general de estar poco desarrolladas, si bien existen algunas de gran arraigo dedicadas a enfermedades presentes desde hace tiempo en el tejido social, como las destinadas a tratar el alcoholismo y la ludopatía, por mencionar las más antiguas y conocidas, con una gran implantación. Otros grupos de más reciente aparición reúnen, por ejemplo, a mujeres con cáncer

Vivencia asistencial

En mi experiencia profesional he conocido muchos casos en los que, cuando esto sucede, el paciente con el que he logrado establecer una relación de sincera confianza acude a mí con estas palabras: «Por favor, doctor, ¡dígame la verdad! Tengo la impresión de que no me cuentan lo que me pasa realmente; mi familia intenta evitar mis preguntas y yo dudo; yo quiero saber, tengo derecho, todo el derecho a saberlo todo, y en cualquier caso seré yo quien decida si debe hacerse partícipe de ello a mi familia. Por tanto, doctor, le pido que sea sincero. A mí ya no me asusta nada, y si debo tomar alguna decisión importante he de tener la seguridad de que no me equivoco».

Sin embargo, esta no es la actitud más habitual con la que el médico se encuentra en una consulta, sino que la adoptan únicamente aquellos pacientes con una gran autoestima, afirmación personal y seguridad.

Lo más frecuente consiste en dejarse guiar por el médico casi a ciegas, siempre que haya confianza. Ante las críticas a la supuesta falta de confianza médico-paciente, debo manifestar clara y diáfanamente que, en la estructura sanitaria pública actual, la calidad de la formación de los médicos y la eficacia del sistema propician que la relación de confianza sea todavía más importante y frecuente de lo que se dice en los medios de comunicación, por lo menos en el ámbito hospitalario español, el cual conozco bien.

de mama o a pacientes laringectomizados. Pese a ello, de la misma forma que los aspectos sociológicos y familiares de las enfermedades neoplásicas habitualmente no se tienen en cuenta en las historias clínicas, tampoco se muestra interés por solucionar o gestionar este aspecto desde la administración sanitaria. Por este motivo, dichas iniciativas casi siempre han surgido de los propios enfermos y de su entorno familiar o social.

Ni que decir tiene que la participación de los pacientes en los grupos de apoyo a los colectivos afectados por enfermedades neoplásicas es cada vez más importante. Por ejemplo, en las asociaciones de mujeres mastectomizadas, estos grupos de ayuda consiguen hacer más llevadero el efecto psicológico que esta intervención causa en la mujer, especialmente en el caso de las más jóvenes.

Tal vez sean necesarios más grupos de ayuda de determinadas enfermedades urológicas que conllevan una grave «mutilación» a los pacientes sometidos a cirugía radical. Por ejemplo, a los enfermos afectados de cáncer infiltrante de vejiga urinaria se los somete a cisto-prostatectomía radical como terapéutica estándar, que consiste en extirpar toda la vejiga urinaria, la próstata y las vesículas seminales. Los uréteres, posteriormente, se vierten al exterior interponiendo un segmento de intestino delgado, la ileostomía, que se conoce como *operación de Bricker*. Para estos pacientes, dicha intervención supone una conmoción psicológica muy fuerte no solo al verse alterada su anatomía, sino también al deber transportar de por vida una bolsa de orina en el abdomen, la cual debe vaciarse a menudo, que a veces presenta pérdidas y, como consecuencia, provoca olores desagradables, dermatitis… Por todo ello, los pacientes, afectados psicológicamente, precisan terapia de apoyo en este aspecto.

A pesar de que el médico haya contado con detalles en qué consiste la operación, así como sus resultados, el enfermo, en el momento de recibir el alta y hacer frente a la realidad, suele sufrir un síndrome depresivo, a veces muy intenso y peligroso. En estos casos, poner a los pacientes en contacto con otras personas portadoras de una ileostomía cutánea puede ayudar en gran medida a aceptar los cambios anatómicos y a intercambiar las preocupaciones, los inconvenientes y las soluciones que cada persona va encontrando a lo largo del tiempo.

Las grandes ventajas que supone conseguir superar la servidumbre de una grave e irreversible mutilación terapéutica y el beneficioso efecto psicológico que ello conlleva están demostrados; el hecho de que sea la propia población diana la que se autoguíe como grupo de ayuda y sea su protagonista resulta determinante.

Hay que superar el binomio médico-paciente en el tratamiento de las enfermedades crónicas y situaciones que causan un seguimiento largo por alguna mutilación terapéutica, así como conceder más protagonismo a los enfermos en el tratamiento de sus patologías o secuelas de la terapia. Los pacientes deben estar motivados y convencidos, y sentirse actores de su propia mejora. Como consecuencia, los resultados son claramente superiores.

No hay mejores voces que las del propio colectivo para hacer efectivos los mensajes, las formas, la credibilidad, la motivación para mantenerse vivos, el espíritu de superación, es decir, la adecuación de los contenidos. Sin duda, estos elementos propios de los grupos de ayuda constituyen un tesoro demasiado importante como para no ser aprovechados.

En la reflexión sobre la puesta en práctica de estos grupos de ayuda deben seguirse una serie de pasos, es decir, hay que basarse en una metodología adecuada para que tengan éxito. Para ello nos remitimos a las directrices recogidas, en 1994, en *The European Peer Support Manual,* que nos recuerdan que «el apoyo entre los miembros del colectivo no es simplemente un acercamiento entre ellos, sino un aprovechamiento, evidentemente intencionado, de la influencia entre dichos miembros».

Veamos a continuación los pasos propuestos:

- La voluntad de acción de los miembros de un colectivo necesita identificar un líder.
- Una vez identificado el líder, cuya importancia en el grupo resulta fundamental, este debe formarse y capacitarse adecuadamente mediante talleres de entrenamiento.
- Hay que conseguir que cada miembro del colectivo establezca su propio control de calidad y exigencia, que entienda claramente su propio riesgo. De esta forma, el colectivo adquiere

una dinámica propia de gran calidad, tanto en el aspecto de autoafirmación como en el de hábitos saludables.
- La divulgación del colectivo, que tiene como objetivo incorporar a miembros de la población afectados por los mismos problemas, aumenta la propia credibilidad.
- Es recomendable conseguir, como deseo de excelencia, que los propios miembros elaboren materiales de uso y comportamiento.

Estos pacientes y alumnos actúan buscando soluciones y alternativas a los problemas que deben afrontar a diario. Entre las ventajas de estos grupos de ayuda destacan las siguientes: son muy participativos, reactivos y estimulantes. Es evidente que el hecho de participar en ellos aumenta la autoestima y la autosuficiencia (los propios pacientes se sienten como «pequeños médicos» de ellos mismos), y los aprendizajes se interiorizan mucho más al ser los propios miembros los autores de las soluciones.

Volviendo al ejemplo del colectivo de pacientes con ileostomía cutánea, muchos de los inconvenientes ya citados (pérdidas de orina, dermatitis, etc.) son frecuentemente debidos a cambios en el peso del propio paciente, ya que el simple hecho de que se modifique el volumen abdominal genera dificultades de adaptación de la ostomía. En este sentido, cada persona busca una solución propia, y compartir su experiencia mediante la práctica en la resolución del problema le proporciona un gran refuerzo de la autoestima. Así, el paciente transmite este conocimiento con una seguridad, contundencia y credibilidad que inculca a los otros miembros del colectivo una gran atención y aceptación de las propuestas. Además, las dudas que surgen en el colectivo se pueden solucionar con más facilidad entre los miembros del grupo.

Algunos hospitales disponen de un profesional de enfermería especializado en ostomías que brinda ayuda y consejo sobre los problemas, dudas y situaciones sanitarias imprevistas; sin embargo, no deja de ser una consulta. No se trata, en absoluto, de una terapia de grupo, en la que, a diferencia de la primera, el paciente cuenta con un gran apoyo psicológico.

En estos casos, el profesional médico o de enfermería, según corresponda, se limita a elaborar la prescripción y a proporcionar una serie de orientaciones y consejos, tras lo cual la visita se da por finalizada. Dado que todavía no forma parte de la praxis habitual, no se suele explorar la enfermedad psicológica que conlleva y acompaña siempre al cáncer.

También es cierto que algunos pacientes intentan ocultar esta afección en una falsa creencia para demostrar que son más fuertes, o porque les causa vergüenza comunicar este sentimiento. Si bien en el fondo, al adoptar actitudes como esta, el enfermo pretende ofrecer una imagen de normalidad, esta no es real, ya que el trastorno psicológico siempre está presente.

Por tanto, es importante detectar situaciones concretas que pueden provocar alteraciones emocionales todavía más graves; por ejemplo, que los conocidos y algunos familiares no estén al corriente de la situación, que esta no trascienda a su círculo de amistades… Estas son cuestiones que el médico debe prever, ya que en muchos casos el tipo de enfermedad tumoral puede repercutir en aspectos que el paciente no desea que se conozcan, y este es un derecho que debe ser respetado.

Cometeríamos un grave error si confundiéramos el hecho de estar normal con el de aparentarlo, ya que se trata de dos situaciones radicalmente diferentes. Es imposible que el cáncer, en el momento de ser diagnosticado, no condicione y modifique la forma de ser y de pensar en el futuro.

Este aspecto debería incluirse en la historia clínica, por lo que ha de formar parte del interrogatorio médico. Asimismo, para conocer los parámetros de su verdadera dimensión es necesario actuar en dos direcciones: haciendo tomar conciencia al paciente de esta realidad —o bien que la conozca, si no es consciente de ella—, o logrando que la asuma, en caso de que la niegue. Por tanto, hay que atender este aspecto de forma terapéutica, darle la importancia que tiene e incidir en las medidas terapéuticas para equilibrar lo máximo posible la enfermedad de forma global.

Ante un diagnóstico oncológico, cada vez es más frecuente que se conceda cierto protagonismo al entorno familiar, fruto de las campañas informativas y los programas dedicados a esta cuestión que se ofrecen en todos los medios de comunicación: radio, televisión y prensa escrita.

Vivencia asistencial

En algunos casos de cáncer en la vejiga urinaria, cuando la enfermedad está localmente avanzada, es decir, cuando afecta toda la pared vesical de forma extensa, la terapia más adecuada y aceptada consiste en extirpar completamente la vejiga y la próstata, lo que puede provocar una impotencia irreversible. Una consecuencia que, en determinadas circunstancias, el paciente no quiere revelar a su entorno.

En una ocasión, un paciente de sesenta y cuatro años con un problema prostático acudió a mi consulta acompañado de su mujer, treinta años menor que él. Una vez que se hubieron realizado todas las pruebas bioquímicas y de imagen solicitadas, el paciente se presentó solo a la visita siguiente. Las pruebas indicaban un cáncer de próstata localmente avanzado, y en estos casos el tratamiento indicado, como eje terapéutico principal, consiste en la supresión androgénica, lo que provoca, al cabo de pocas semanas del inicio del tratamiento, impotencia sexual. Este trastorno es constante y total mientras dura la hormonoterapia, esto es, de manera permanente.

Cuando le hube comunicado la noticia, el paciente me dijo: «Doctor, mi mujer no debe saberlo, porque es muy joven y me dejaría». Yo manifesté una respuesta contraria a este hecho; además, le ofrecí mi ayuda para tomar esta decisión y colaborar con él en el momento de comunicárselo, porque no podía violar el secreto médi-

El entorno familiar suele tener, en general, un nivel de información popular sobre el diagnóstico, que se ha asimilado también por medio de internet. Es una realidad que la población general cada vez tiene más acceso a conocimientos sobre medicina. Por ejemplo, hasta hace relativamente poco, el uso de algunas palabras se reservaba al ámbito médico, mientras que ahora ha pasado a formar parte del léxico más o menos general; lo mismo ocurre con los efectos perniciosos de algunos medicamentos, etc. Esto es bueno en

co si el paciente no me lo permitía. Aun así, este se negó y empezó el tratamiento. Ocho meses después ya se había separado de su mujer, y no me volvió a visitar.

Es evidente que en estos casos se debe conocer muy bien al enfermo y establecer una comunicación y una confianza suficientes para abordar el problema y ver cómo controlar la angustia. Es importante anticiparse a la aparición de algunos problemas para, cuando surjan, poderlos gestionar y eliminar la ansiedad. En este sentido, debemos trabajar la autoestima y planificar objetivos alcanzables; debemos reforzar posteriormente los propósitos conseguidos y, por tanto, hacer ver al paciente su capacidad para superar situaciones complejas; debemos hacer prevaler las técnicas de refuerzo. En algunos casos, podemos trabajar con el paciente para que tome conciencia de que él mismo es un elemento activo para superar la situación; es decir, conviene programar su vida mediante consejos positivos proporcionados por el profesional. También es necesario evitar situaciones de riesgo que nos alejen de los objetivos saludables. Por ejemplo, el paciente debe aprender a observar su cuerpo para ser capaz de interpretar o diagnosticar cualquier desviación precozmente. Sin embargo, hay que vigilar asimismo que no se lleve a cabo una autoobservación excesiva consistente, por ejemplo, en palparse continuamente en busca de ganglios o de otras alteraciones que el paciente pueda interpretar, en un exceso de temor, como patológicos.

la medida en que constituye el reflejo de una sociedad muy madura e informada, aunque esto último no siempre se cumple. Con todo, estos familiares bien orientados son, o pueden ser, un importante aliado del médico.

Conviene señalar que este conocimiento popular sobre el diagnóstico tiene consecuencias positivas y negativas.

Entre las consecuencias positivas hay que destacar que ayuda a establecer una mejor relación de entendimiento con el paciente y a que este observe que su preocupación y angustia es comprendida. Por tanto, el enfermo se siente más apoyado.

Por otro lado, una consecuencia negativa puede derivarse de un «exceso» de conocimiento sobre el diagnóstico oncológico por parte de la familia, lo que provoca la creación de un círculo de protección, de silencio cómplice, fundamentalmente un pseudopaternalismo protector, que impide que el paciente pueda establecer una auténtica relación de confianza recíproca y encontrar un cobijo real a su dolor íntimo.

En la reflexión sobre el entorno familiar, también es importante identificar un referente principal equivalente a portavoz. Se trata del familiar con más peso intelectual y de sentido común, que se interpone positivamente en la relación médico-paciente; es quien mantiene informado de forma clara y directa al resto del entorno familiar y, al mismo tiempo, quien puede transmitir al médico los interrogantes del círculo familiar sobre el paciente de modo que este no tenga conocimiento de ello.

La finalidad principal consiste en mejorar en lo posible el entorno familiar del paciente, de ahí la importancia del papel desempeñado por este intermediario.

Debemos considerar deseable —y por ello creemos necesario profundizar en esta idea— que ante un diagnóstico oncológico tenga lugar una entrevista familiar. De este modo, el médico que debe atender al paciente a lo largo del tratamiento, con todo lo que supone el proceso evolutivo de la enfermedad, puede conocer la disponibilidad familiar y suavizar en gran medida el impacto psicológico del diagnóstico, a la vez que el protagonismo familiar queda configurado como otro elemento de referencia.

El paciente debe entender que, en relación con el apoyo que precisará a largo plazo, es fundamental que los miembros de su círculo más íntimo estén bien informados, dado que, en gran medida, estas son las personas que mejor le ayudarán a sobrellevar la pesada carga psicológica.

Hay que convencer al paciente de que el cáncer también se combate enfrentándose a él. Así, el enfermo debe rodearse de personas positivas que le apoyen en su lucha contra el cáncer e intentar no actuar nunca como una víctima. Esto se refleja en las siguientes palabras, pronunciadas por un enfermo de cáncer que siempre mantuvo una actitud positiva: «Está claro que uno siente mucho miedo… ¡Cómo no tenerlo frente a la muerte!». Pero la muerte no debe ser nunca una opción, y se tiene que albergar la certeza de que un cáncer que se diagnostica a tiempo es posiblemente curable.

Todas las personas diagnosticadas de cáncer coinciden en adoptar una actitud positiva y de resistencia a la enfermedad.

Los enfermos no deben experimentar la sensación de que, por principio, se les cierran las puertas de la esperanza, pues en la medicina siempre hay la última oportunidad y la confianza en que todos los profesionales que se dedican a la patología oncológica han vivido. Hay que transmitir realismo, pero también ilusión, ganas de vivir y de ganar la batalla, o, como mínimo, de conseguir no ser vencido. En esta lucha, además de la actitud profesional del médico, son también importantes el entorno familiar y las amistades.

Conviene seguir una serie de pasos para que tenga lugar un acercamiento real y total al enfermo, a fin de que la comunicación resulte fluida, siempre sincera y disponible en todo momento. En primer lugar, es imprescindible responder a las emociones del paciente, aceptarlas y entenderlas, y comprender la importancia de que el enfermo necesita que alguien comparta su estado anímico.

La transmisión de sentimientos y emociones siempre está presente cuando el médico consigue que el paciente perciba el afecto que le profesa, así como el interés que siente por ayudarle. Esta situación consolida una verdadera alianza entre el médico y el enfermo, la auténtica relación médico-paciente, y, por tanto, favorece que este acepte mejor los consejos y los tratamientos que el facultativo le prescribe. Y la magia surge cuando de dicha relación nace inconscientemente la esperanza de conseguir superar la enfermedad. Es en este momento en el que el paciente empieza a sentir que la lucha es más soportable.

Vivencia asistencial

En un hospital había una habitación con dos camas que estaban ocupadas por dos hombres. El que estaba más cerca de la ventana podía moverse sin ningún problema, a pesar de los sueros en vena.

En el otro lecho, lejos de la ventana, se recuperaba un paciente politraumatizado que no se podía mover a causa de la cantidad de férulas y tracciones que lo inmovilizaban, que eran prácticamente una continuación de la propia cama.

Todas las tardes, una enfermera ayudaba a incorporarse al primer paciente, que dirigía los ojos hacia el exterior, mientras que el enfermo politraumatizado debía permanecer invariablemente boca arriba y no podía girarse.

Ambos hombres mantenían largas conversaciones sobre la familia, el hogar, los hijos y los nietos, etc. El paciente que se encontraba cerca de la ventana describía al otro enfermo, día tras día, las distintas cosas que veía a través de ella. Este, inmovilizado, deseaba que llegase la tarde para que su compañero, mediante sus palabras, le abriese aquella ventana al mundo exterior, ya que era una forma de revivir la sensación de libertad. Así fueron pasando los días y las semanas, mientras sus respectivos casos evolucionaban hacia la curación.

Una segunda fase se inicia cuando pueden identificarse las sensaciones más duras, ya que el paciente debe afrontarlas para el buen funcionamiento del proceso terapéutico. En este punto, el enfermo se siente más fuerte y dispuesto a superar los momentos bajos, lo que con toda seguridad tiene que ser positivo para el correcto desarrollo del tratamiento.

Esta actitud permite legitimar las emociones, es decir, que el fenómeno se viva como algo normal. Lo ideal sería conseguir que el enfermo no perciba la enfermedad como un estigma, pero esto es utópico. Por tanto, hay que lograr que la persona se adapte de forma «natural» a su situación.

Sin embargo, una mañana, al entrar en la habitación para llevar a cabo sus tareas habituales, la enfermera encontró al paciente que descansaba cerca de la ventana totalmente frío y rígido, señal de que había muerto unas horas antes, mientras dormía plácidamente. Con gran pesar y desconcierto, dio aviso del acontecimiento y el personal auxiliar acudió de inmediato para llevarse el cuerpo inerte.

Poco después, el enfermo inmovilizado pidió que lo trasladasen a la cama de su antiguo compañero. Pasaron unos días hasta que el paciente pudo empezar a moverse, y lo primero que hizo fue girarse para mirar por la ventana. Cuál fue su sorpresa al darse cuenta de que, en su lugar, solo había una pared iluminada.

El paciente llamó a la enfermera, ansioso por saber cómo podía haber sucedido aquello, alegando todo lo que el otro hombre había visto a través de una ventana que, ahora, no existía.

Ante su asombro, la enfermera le explicó que el hombre que le había acompañado durante tantas semanas en aquella habitación era ciego, así que era imposible que hubiese podido ver nada. En palabras de la enfermera: «Tal vez su única intención era hacerle feliz a usted».

La esperanza, como vemos, es lo último que se pierde.

La disponibilidad familiar también constituye un aspecto muy importante, no igual de relevante en todas las enfermedades tumorales, pero sí en aquellas cuyo tratamiento resulta más invalidante, o en los casos en que este conlleva ingresos frecuentes en hospitales o zonas de atención intensivas y hospitales de día, zonas aisladas por peligro de infecciones, así como en el caso de pacientes infantiles, juveniles y de edad muy avanzada pero en buen estado de salud para llevar a cabo un tratamiento agresivo.

En todas estas situaciones, la disponibilidad familiar puede convertirse en un elemento clave para llevar a cabo el tratamiento en las mejores condiciones y brindar al enfermo un apoyo total.

Cuando el paciente es joven, la disponibilidad familiar casi siempre es total, ya que se le dedican todas las atenciones necesarias para crear una sensación de normalidad. Así, el enfermo suele recibir información del exterior que le permite mantenerse en contacto con su propio mundo.

Capítulo 4
Nuevas relaciones profesionales con el paciente

Segunda opinión: la confianza en el médico

Este es un tema de gran actualidad, ya que la confianza entre el médico y el paciente debe ser total, franca y bidireccional; de lo contrario, todo el proceso se resiente.

A partir de mi análisis conceptual y mi experiencia profesional, considero que fundamentar la segunda opinión sobre la premisa de que quizás la primera esté equivocada es un grave error. Que nadie piense que con ello quiero decir que los médicos no pueden equivocarse; sería una lectura simplista, errónea y fútil.

La segunda opinión, totalmente legítima, debe basarse en una decisión compartida por el médico y el paciente. Si el enfermo cree que es necesaria otra voz autorizada, conviene que se lo manifieste abiertamente al médico, ya que este deberá aportar toda la documentación precisa para que otro experto realice una lectura diagnóstica y terapéutica. De este modo es como se establece un discurso más o menos coincidente entre expertos, porque seguro que surgirán matices profesionales y personales distintos (siempre los hay, incluso dentro de un mismo equipo) fruto de la experiencia y vivencia clínica de cada uno, que invariablemente se personaliza.

Pero esta segunda opinión no tiene nada que ver con el sistema administrativo de una segunda opinión que actualmente está establecido, que es, conceptualmente, mecánico. Es otra cosa.

Creo que el sistema actual lo que hace es minar la necesaria e «intocable» relación de confianza entre el médico y el paciente.

¿Y cómo se puede defender este discurso?

En la asistencia uroncológica y de otras patologías oncológicas (cáncer de mama, de colon, de pulmón, etc.) se han ido creando unidades funcionales multidisciplinarias estructuradas, en la mayoría de los casos, a partir de la iniciativa de los profesionales, a fin de conseguir una excelencia profesional competitiva.

En dichas unidades funcionales multidisciplinarias se integran los mejores expertos en los distintos conocimientos de cada patología: el responsable del consejo genético; el clínico que atiende directamente al enfermo, cuida de él en la práctica del día a día y se convierte en su referente de relación; el patólogo experto en aquel tipo de tumor; el oncólogo médico que se encarga de aquella patología o que tendrá que controlar al paciente cuando la enfermedad esté muy avanzada y diseminada; el radioterapeuta que aporta su visión profesional especializada sobre dicho tumor... Asimismo, el profesional gestor de casos, una figura muy importante en las unidades funcionales, es quien ordena cronológicamente los pasos que deben darse en relación con el enfermo, prescritos por el médico o por el comité de tumores, y facilita su proceso administrativo. Finalmente, el psiconcólogo es responsable de todo el proceso psicológico personal y del entorno, y debe entrevistarse con el paciente a partir del momento en que será informado detalladamente del proceso.

Como vemos, las unidades funcionales multidisciplinarias entrañan un margen de error clínico mínimo, y en ellas se trabaja en relación con las evidencias científicas existentes sobre el tipo de tumor que se trata.

Construir un discurso sobre las segundas opiniones es legítimo; sin embargo, a la vista de la legislación actual, incluso buscando lo mejor para el paciente, corremos el riesgo de fomentar la desconfianza de este hacia el médico y, por tanto, de romper esta confianza recíproca cuya existencia tan necesaria es para ambos. Una confianza que debe aportar armonía durante todo el proceso terapéutico, que se alarga progresivamente a medida que se consiguen cronificar muchas de las enfermedades neoplásicas y se logra alargar la vida considerablemente e, incluso, curar dichas afecciones, o, por lo menos —utilizando la terminología técnica—, conseguir una remisión total.

En este sentido, tal como está planteada actualmente en la administración sanitaria, la segunda opinión médica parte de una concepción equivocada, así como su regulación y sus finalidades, que deberían ser modificadas.

En el momento en que ya se ha establecido el régimen de visitas y se ha superado el primer efecto de la conmoción diagnóstica, cuando el paciente ya es consciente de lo que le ocurre y lo ha aceptado; cuando se han analizado de manera global los efectos de este diagnóstico sobre el propio paciente en los diversos ámbitos de su entorno de relación más inmediata, como las amistades más cercanas y frecuentes; cuando también se ha obtenido una valoración sobre los aspectos familiares, y los miembros del círculo más íntimo también han metabolizado el hecho y las consecuencias, es decir, todo el entorno global del enfermo, etc.; en este momento es cuando hay que comunicar al paciente la propuesta terapéutica y el seguimiento que ha decidido llevarse a cabo en el comité de tumores, que es el que goza de evidencia científica disponible y está adaptado al propio paciente.

Este último aspecto es muy importante, ya que las distintas guías clínicas existentes constituyen hojas de ruta ideales, asépticas, técnica y científicamente desarrolladas en un contexto teórico, en cuya aplicación debe adaptarse la propuesta terapéutica a cada paciente concreto. Esto no quiere decir —y no debe interpretarse así— que tantos pacientes, tantos tratamientos, puesto que este procedimiento no puede entenderse como un tratamiento personalizado y a la carta.

Estas reflexiones quieren expresar que, en algunos casos —concretamente, en determinados pacientes—, el tratamiento científicamente ideal y con más probabilidades de eficacia no resulta el mejor en la práctica, ya que los daños colaterales que podría ocasionar —pues toda terapia tiene efectos secundarios— serían aún menos deseables que la propia enfermedad, y quizás incluso letales. Por tanto, es aconsejable aplicar una terapéutica científicamente ideal pero que tenga menos efectos colaterales no deseados, pues el resultado terapéutico ofrecerá mejores perspectivas en cuanto a la calidad de vida.

Esta comunicación debe llevarse a cabo teniendo en cuenta que cada paciente es único, de modo que tiene que haber una adaptación a cada uno de los enfermos; este es el objetivo más importante. En muchos casos, resulta conveniente hacer esta reflexión en voz alta delante de la persona afectada, para que conozca en detalle lo que sucederá más adelante y, al mismo tiempo, se sienta como un paciente individualizado, y no como uno más dentro de un protocolo estandarizado.

Este pensamiento, fruto de interiorizar durante muchos años la experiencia asistencial como médico, presupone un cambio en la dirección de la relación médico-paciente. Tradicionalmente, era el enfermo quien debía adaptarse al médico, a su forma de comunicar, al entorno asistencial (sala de espera abarrotada, puertas de la consulta abiertas o que se abren y se cierran porque sale o entra alguna persona, interrupciones telefónicas que implican muchas veces un diálogo banal entre el médico y el interlocutor telefónico, etc.). Todo ello forma un conjunto de situaciones y circunstancias que difícilmente permiten esa comunicación interpersonal intimista tan necesaria. Así pues, debemos procurar invertir esta situación y que sea el médico quien se adapte a cada enfermo, quien encuentre el momento y el lugar que permitan configurar un entorno adecuado a la transcendencia de la comunicación.

Esta es la situación que se tiene que reproducir, la que debe exigirse para respetar los derechos reconocidos del paciente cuando se

> Si hacemos abstracción de la comunicación médico-paciente y nos imaginamos el momento en el que se tiene que comunicar un accidente grave con víctimas mortales, es evidente que la noticia no se comunicará de entrada y en medio de un pasillo, sino que se intentará buscar un lugar adecuado, íntimo, donde puedan reunirse los familiares, porque el choque emotivo será muy fuerte.

entre en relación con un enfermo de cualquier patología. Se trata de un cambio cultural íntegro en la asistencia pública, menos personalizada por su propia naturaleza, que debe ser introducido de forma continuada y persistente en la relación-comunicación. El paciente es el centro de la atención, y todo el dispositivo asistencial se justifica por él.

Dado que esta relación-comunicación seguramente será larga y periódica —en la mayoría de los casos de tumores ya es así—, hay que favorecer que cada encuentro sea único e individualizado. La comunicación del establecimiento de la terapéutica y el seguimiento que deben llevarse a cabo no es un acto único, sino un continuo, un tiempo más o menos largo, con encuentros repetidos, algunos protocolariamente programados y otros imprevistos. Sin embargo, todos ellos deberían parecerse en cuanto a la atención, la disponibilidad, el trato, la explicitación del estado evolutivo y la transmisión de confianza y seguridad en la evolución.

¿Qué debe comunicarse al paciente?

Abordamos aquí una cuestión controvertida, que bascula entre quienes sostienen que debe proporcionarse siempre toda la información y quienes consideran que cuanta menos se dé, mejor; que solo debe comunicarse la justa e imprescindible.

Nos hemos referido a que cada paciente es único, y a que toda relación que se establezca con él y toda información que deba transmitírsele tienen que estar adaptadas a sus características personales. Ha habido situaciones en las que proporcionar al paciente toda la información sobre su enfermedad no solo no ha aportado ningún beneficio, sino que ha resultado extraordinariamente perjudicial. Los enfermos con una gran dificultad o imposibilidad para asimilar intelectual y anímicamente el choque que suponen el diagnóstico y el pronóstico, en muchos casos, se hunden psicológicamente y no son capaces de recuperarse y transformarse en sujetos activos del proceso terapéutico. En cambio, también hay casos y situaciones en los que, creyendo que bastaría, la información ofrecida ha sido mínima y, con el tiempo, el paciente ha recriminado que no se le hubiera facilitado más información, ya que quizás podría haber tomado otras decisiones relacionadas con su futuro familiar o laboral.

A menudo he tenido la sensación de que, en estos casos, el médico es acusado de un paternalismo falso, ya que, aunque actúa de buena fe, no ha establecido una relación de verdadera confianza con el paciente.

Por tanto, la información que debe proporcionarse es la justa, siempre con las excepciones que cada caso pueda aconsejar en función del paciente y de su entorno. Conviene subrayar en este punto que la información no debe resultar agobiante, ya que en pocos casos el enfermo la puede asimilar y ello puede provocar una sensación de caos. No debemos caer en la recurrente anécdota de las sesiones de aprendizaje de la comunicación: «Define qué es un pánfilo», «Es aquel a quien preguntas cómo está y te lo cuenta en detalle».

Otro error digno de mención es el cometido al emplear la jerga médica en la conversación con el paciente o con sus familiares, pues a menudo no se utiliza el registro idóneo en el momento adecuado.

Las enfermedades crónicas, degenerativas y neoplásicas de larga duración pasan por fases clínicas distintas y en cada situación se debe comunicar al paciente el seguimiento evolutivo; puesto que el

---

Vivencia asistencial

Como consecuencia de la falta de formación en comunicación del alumnado de medicina, a menudo he observado que algunos médicos MIR, en las sesiones, emplean un lenguaje popular que también utilizan en las comunicaciones orales en congresos. En este sentido, conviene reservar la terminología coloquial y popular para el diálogo con los pacientes o con sus familiares: «Con este corte en la parte alta de la barriga fue posible extraerle un trozo de intestino delgado, con lo que se aseguró que ya no hubiese ningún tumor en el vientre…».

Este registro coloquial resulta inadmisible en una comunicación formal, en la que la terminología científica adecuada debió haber sido: «Con aquel tipo de incisión en el epigastrio fue posible extirpar un segmento intestinal de íleo, lo que aseguraba la exéresis total del tumor abdominal…».

No obstante, el registro coloquial sí puede resultar adecuado al informar al enfermo o a sus familiares, e incluso al conversar entre colegas fuera de un contexto científico, por ejemplo, en los pasillos del hospital o mientras se toma un café.

---

intercambio de opiniones tiene lugar periódicamente, es necesario modular qué se comunica y cómo se hace. El paciente debe tener la sensación de que su caso está siendo controlado de forma constante, y debe evitarse que pueda albergar sospechas de un posible olvido o abandono. Al mismo tiempo, el enfermo tiene que percibir que está sometido a una supervisión personalizada; debe tener la seguridad de que, ante cualquier situación de emergencia, será rápidamente atendido y podrá ser auxiliado, y de que el médico se encontrará a su alcance y le atenderá, escuchará su angustia y encontrará una explicación y un consuelo a aquella incertidumbre que de repente ha aparecido.

La peor situación que puede vivir un paciente, sea cual fuere su enfermedad o dolencia, y que se torna aterradoramente dramática en el caso de un diagnóstico oncológico, es la sensación de abandono por parte del médico en el decurso de la evolución, y que esta sensación tenga su origen en una incomunicación. Y seguramente se trata de la peor situación porque pone de manifiesto el fracaso absoluto de lo que debe ser la relación médico-paciente. Por tanto, la comunicación, la relación comunicativa entre el médico y el paciente, nunca puede desembocar en una percepción de abandono, sino que el enfermo debe tener la sensación en todo momento de que él es el centro de la atención del médico y de que permanentemente se está trabajando para ofrecerle lo más adecuado en cada momento, para obtener el mejor resultado.

Esta situación, prácticamente inexistente entendida en un modo estricto —es decir, el abandono del paciente por parte del médico—, sí tiene lugar en circunstancias en las que *parece* que el médico ha abandonado al paciente y este lo vive como una realidad.

A menudo los enfermos se quejan de que, cuando son visitados en hospitales públicos, cada vez los atiende un profesional distinto, si bien entienden que, con la historia clínica delante, el nuevo médico puede conocer al momento lo que le sucede.

Estas reflexiones pretenden demostrar que el paciente es mucho más que una enfermedad descrita en un tratado de medicina: nos hallamos ante una persona que quiere, que merece, que se tiene que valorar y diagnosticar globalmente y que, por tanto, debe ser tratada integralmente. En situaciones como la anterior, el paciente desea ser atendido por su médico, es decir, por aquel con el que ha iniciado una relación médico-paciente de fluida comunicación en los diversos aspectos que conlleva la enfermedad neoplásica: personal, familiar, social y laboral.

En este punto, aunque no exista un abandono real por parte del médico, la organización asistencial provoca que el paciente lo perciba de este modo.

En algunos servicios de hospitales públicos, la asistencia a los enfermos se lleva a cabo de forma ambulatoria, por lo que el servicio

Vivencia asistencial

Seguramente alguna vez le ha ocurrido que, al acudir a la consulta, le atiende otro médico, que cuando empieza el interrogatorio le formula preguntas a las que ya ha contestado antes y le consulta datos ya asimilados por su médico de referencia. En efecto, el nuevo facultativo debe rehacer su historia clínica para ponerse al día. Este hecho pone al paciente en tensión y suscita una desconfianza que hace desaparecer toda la fluidez de la relación establecida; tiene lugar una discontinuidad.

Esta simple anécdota puede repercutir en la evolución de la enfermedad, pues provoca que la armonía en la relación médico--paciente desaparezca, al menos momentáneamente. Pese a todo, hay una ventaja: si la comunicación nueva es buena, permitirá que la relación médico-paciente sea reconducida.

se asigna aleatoriamente a distintos médicos y, como resultado, el paciente es atendido por un profesional distinto en cada visita.

Como muestra de ello, reproducimos a continuación una carta al director publicada en *El Periódico* el 1 de junio de 2010:

Rotación de médicos. Hace unos días fui intervenido quirúrgicamente en el Hospital de El Vendrell. Me llevé una sorpresa cuando, una vez instalado en la planta, era visitado por un cirujano distinto cada día. Me informaron de que, a diario, los cirujanos van haciendo rotación en las distintas plantas del hospital: consultas externas, quirófano y planta de pacientes. Entre el médico y el paciente no solo se crea una relación médica, sino que el paciente necesita tener confianza y seguridad en el profesional que le está atendiendo. Esta confianza es imposible de obtener si cada día te visita un médico distinto, ya que se crea en el paciente una sensación de inseguridad. Rogaría a quien corresponda que se plantee debidamente la posibilidad de realizar cambios en este sentido, ya que considero que la mejor opción para un paciente es que el médico que tramite su baja y su ingreso hospitalario sea también el que continúe el seguimiento y la evolución del enfermo durante su estancia hospitalaria hasta que, finalmente, le entregue el alta definitiva. Por último, querría destacar el trato eficiente y profesional que he recibido durante mi estancia en la segunda planta del hospital por parte de todo el personal de enfermería. (Llorenç del Penedès)

Cuando esto ocurre, cuando el médico no tiene una referencia personal del paciente, cuando no se siente responsable directo de él, su relación es puramente técnica; de calidad, sin duda alguna, pero despersonalizada. Además, el enfermo se siente en cierto modo desamparado, porque no dispone de una persona concreta de referencia, de acceso directo, que represente el hilo conductor de su enfermedad, y vive el proceso con un sentimiento de abandono. Cada vez, en cada nueva visita, debe buscar el acercamiento humano y psicológico que dicha nueva visita no tiene, ya que se desarrolla como una relación meramente técnica sin lo necesario y deseable que debe establecerse en la relación entre el médico y el paciente.

En relación con la reflexión a propósito de que el paciente —lejos de quedar relegado a una simple historia clínica, a una enfermedad— se sienta el centro de atención, se halla también todo aquello que rodea los ensayos clínicos oncológicos. Dado que debe comunicárseles una mala noticia, debemos ser especialmente cautelosos en el caso de los pacientes oncológicos y lograr que se sientan sujetos individuales, ajenos a un mero protocolo estandarizado. Este es un asunto delicado y que en muchos hospitales debe tenerse muy en cuenta, como en los de tercer nivel, donde los ensayos clínicos son muy frecuentes. Por tanto, es necesario evitar que el paciente tenga la sensación de estar sirviendo de «cobaya». Aunque a menudo los pacientes aceptan participar en dichos ensayos —naturalmente, con su consentimiento bien informado—, nunca deben tener la sensación de que son solo un nombre. Puesto que, en todo momento, el enfermo quiere ser tratado como un individuo, toda la información que se le proporcione ha de adaptarse especialmente a él: deberán tenerse en cuenta las propias circunstancias y la personalidad del paciente; es decir, el enfermo debe sentirse el sujeto de la información, de la noticia, y no un simple objeto de estudio de un protocolo hospitalario. Asimismo, el médico debe estar preparado para responder a las preguntas que formule el enfermo al entrar a formar parte de un protocolo-ensayo, el cual, por otro lado, pese a caracterizarse por cierta rigidez, solo le será aplicado totalmente si la propia evolución —que en todo momento permanece controlada— no peligra. En caso de riesgo, el paciente es apartado del protocolo y recibe la terapia correctora estándar de uso habitual en estas situaciones.

Reflexiones profesionales

Capítulo 5
Interpretar y afrontar el dolor

Un aspecto que hace referencia al dolor es el relativo a cómo cada persona lo soporta de un modo distinto, ya que no todos tenemos la misma vivencia y percepción del dolor y la enfermedad.

La enfermedad y el dolor tienen una vivencia distinta en relación con el componente cultural. En este sentido, conviene recordar que cada paciente es una persona distinta, por lo que, pese a que varios de ellos puedan padecer la misma dolencia o idénticos síntomas, las características de percepción y vivencia distan mucho de coincidir.

Una de las causas más frecuentes de infelicidad es el sufrimiento, el dolor persistente. El padecimiento es una de las mayores injusticias de la vida, y, cuando el dolor es desproporcionadamente intenso, aniquila la racionalidad de las personas. Se puede aceptar que el dolor constituye una reacción necesaria de defensa: por ejemplo, evita que nos pinchemos, informa de que una víscera funciona mal o advierte de la proximidad de temperaturas extremas. Es evidente que, en este sentido, el dolor es bueno y funciona como un mecanismo de defensa de la persona. El problema surge cuando el dolor es crónico, prolongado e insoportable. En estas situaciones, no solo no es beneficioso, sino que además conlleva un bloqueo psicológico que puede llegar a convertirse en desesperación, ya que el dolor insoportable, como sentimiento de desgracia, puede inducir a una persona al suicidio.

Una de las asignaturas pendientes de introducir en los planes de estudios es la formación específica en la gestión del dolor. Los expertos coinciden en la necesidad de establecer programas de formación continua relacionados con la identificación y la gestión del dolor, y las organizaciones sanitarias consideran que debe impulsarse la recogida de estos datos en la historia clínica como quinto signo vital.

Sabemos que casi todas las enfermedades cursan en algún momento con dolor de variable intensidad y que los médicos lo tratan con eficacia; sin embargo, también es cierto que, en uno u otro estadio de la enfermedad, prácticamente todas las neoplasias avanzadas provocan un dolor intenso resistente a los tratamientos habituales utilizados en el día a día asistencial y, por tanto, de muy difícil aplacamiento. Desgraciadamente, en general, ante la aparición del dolor crónico, el médico —tanto el de familia como el de especialidad— no goza de una formación académica suficiente para afrontarlo, y normalmente este hecho es debido a un déficit crónico de programas formativos en la mayoría de las facultades de medicina españolas.

Nos encontramos, así pues, ante una paradoja que no deja de ser curiosa: mientras que, en la práctica asistencial diaria, esta afección —con sus distintas intensidades— es posiblemente la más prevalente, no forma parte de la programación curricular. Y esto es así pese a que no pasa un solo día sin que las autoridades sanitarias insistan, en los medios de comunicación, en la necesidad de «instruir a nuevos médicos con una formación amplia en medicina comunitaria, es decir, que sean capaces de tratar los sufrimientos más prevalentes en el entorno sanitario en que se desarrollan».

Si somos conscientes de esta problemática, podemos esperar que en una revista científica cualquiera se aborde la cuestión del dolor en patología tumoral urológica, o en cualquier otra enfermedad urológica, en algunos artículos relevantes. Sin embargo, estas publicaciones científicamente interesantes sobre el dolor no suelen ser sino todo un hallazgo.

Personalmente, hasta el año 1998 fui director-editor de una revista semestral sobre urología oncológica. Consciente de la importancia del dolor en esta disciplina, dedicamos un monográfico a este aspecto. Para poder llevar a cabo dicha tarea, era necesario encontrar a profesionales expertos en esta temática que, además, fueran responsables de unidades específicas de tratamiento del dolor, ya que así tendrían conocimientos sobre las pautas terapéuticas más adecuadas y las moléculas farmacológicas con más eficacia terapéutica.

Pues bien, esta resultó una tarea difícil, ya que la mayoría de los profesionales eran o bien anestesiólogos que se dedicaban preferente o exclusivamente al dolor en unidades del dolor —cada vez más habituales en los hospitales públicos españoles—, o bien farmacólogos también dedicados de forma selectiva a su tratamiento.

Este monográfico resultó de gran utilidad a todos los urólogos que afrontan a diario el tratamiento del paciente neoplásico y que, por tanto, en algún momento de la evolución del tumor deben hacer frente a la aparición de esta complicación.

Afortunadamente, hay especialistas urólogos y oncólogos clara y suficientemente preparados para llevar a cabo de forma efectiva el tratamiento del dolor neoplásico de gran intensidad y reiteradamente presente, mas son escasos.

Por otra parte, la interpretación del sentido último del dolor, del sufrimiento físico constante, es muy distinta en un creyente católico y en un creyente protestante. Así, la actitud de los profesionales sanitarios (tanto de medicina como de enfermería) ante la necesidad de calmar el dolor, por ejemplo, en cualquier hospital público de Barcelona y en otro de Londres, es diferente.

Los profesionales con una formación religiosa católica de base actúan de acuerdo con las creencias inculcadas: el dolor purifica, el sufrimiento redime, «parirás con dolor», el dolor acerca a Jesús en su calvario, etc. En estos casos, solo se pone remedio parcial o totalmente cuando el paciente lo pide a causa de la intensidad del sufrimiento o porque este le resulta insoportable. Durante años, en los hospitales españoles, he visto repetidamente administrar los analgésicos, incluso los menores, con cuentagotas. En los países del sur de Europa existe una clara tendencia a asumir el dolor como un sufrimiento necesario y el sentimiento religioso de redención.

En ocasiones se ha señalado la baja prescripción de opioides en estos países en comparación con los del norte de Europa. Y, más concretamente, España es uno de los estados europeos en los que menos se recurre a este tipo de tratamiento. Conviene señalar también que la administración de estos tratamientos requiere, desde hace más de

Vivencia asistencial

Puedo declararme personalmente víctima de esta avaricia en la administración de analgésicos. En una ocasión permanecí ingresado por un dolor abdominal agudo que ya hacía unas cuatro o seis horas que duraba y no remitía; era de gran intensidad e iba en aumento. Todas las pruebas funcionales y analíticas eran normales y no había diagnóstico, por lo que me ingresaron y me trataron con analgésicos. El efecto del calmante duró menos de una hora, al cabo de la cual volvió a atenazarme aquel dolor brutal. Se trataba de un dolor conocido como *lancinante*, ya que lo podía localizar con el dedo en la zona abdominal alta e indicar asimismo el punto de salida en la espalda, es decir, como si una lanza me atravesara el cuerpo. Pedí insistentemente a la enfermera que me administrase analgesia a demanda, pero esta se negó a ello repetidamente a pesar de que sabía que yo era facultativo del hospital. Tuve que solicitar la presencia del médico de guardia para pedirle que autorizase esta analgesia, a la que accedió no sin mostrarse de entrada reticente.

Esta historia es parecida a la que protagoniza el doctor McKee en el filme *El doctor*, magistralmente dirigido por Randa Haines. En esta película, al cirujano le sucede lo mismo que me ocurrió a mí: el médico se convierte en el enfermo, de modo que experimenta el veinte años, una receta de estupefacientes; restricción que, en opinión de muchos expertos, resulta totalmente obsoleta, ya que además está sometida a rigurosos controles administrativos.

Esta situación es muy distinta en la práctica asistencial de los países mayoritariamente protestantes, donde desde el principio y de manera sistemática se intenta minimizar el dolor y el sufrimiento del paciente. Esto es así porque la formación anglicana no admite el dolor como elemento purificador, ejemplarizante, de sumisión al destino, sino como un hecho anormal, perturbador del equilibrio

trato que reciben los pacientes ingresados. El doctor McKee descubre así la gran importancia de los sentimientos en la relación médico--paciente; el hecho de que permanecer hospitalizado altera completamente la vida social, laboral y familiar, y que nada se ha previsto para atender estos aspectos. En pocas palabras, el médico ingresado y convertido en paciente descubre todo lo que no ha aprendido en la facultad ni en el ejercicio de su trabajo diario. Por eso decide llevar a cabo un cambio radical en su responsabilidad como médico docente y obliga a los residentes a permanecer ingresados durante tres o cuatro días para que experimenten las sensaciones, el trato y las vivencias que supone estar enfermo. Según sus propias palabras, «de este modo podrán aprender lo que no me enseñaron a mí». Sin duda alguna, se trata de un recurso de cine; no obstante, basándome en mi vivencia personal, debo decir que se acerca mucho a lo que la realidad debería ser.

Viví una experiencia similar cuando tuve que ser atendido en urgencias a causa de un accidente doméstico. En aquel momento, narré mi vivencia en un relato breve: *Des de l'altra banda del carrer* («Desde el otro lado de la calle»).

Como vemos, para un profesional de la medicina, la experiencia de encontrarse en el lugar del paciente permite calibrar la verdadera dimensión de la realidad de la asistencia médica.

psicológico, que, por tanto, debe combatirse de raíz. Asimismo, la actitud del personal médico y de enfermería en los hospitales públicos, por ejemplo, de Alemania dista mucho de la del sur de Europa, puesto que se administra analgesia precoz y a dosis efectivas, incluidos los analgésicos mayores-opioides.

Así pues, el dolor, entendido como un sufrimiento físico, es soportable cuando la intensidad es baja; si se agudiza, es necesario hacerlo tolerable o bien proceder a su eliminación mediante los eficaces y potentes fármacos de los que disponemos en la actualidad. Además, las atenciones y las curas de enfermería, así como el apoyo emocional que deben ofrecer tanto el personal sanitario como la familia, hacen más llevadero el dolor neoplásico, posiblemente el más cruel de los sufrimientos físicos. Un dolor que, pese a ser incurable, sí puede aliviarse temporalmente.

El dolor del cuerpo y el dolor del alma

Si bien, como ya se dijo, el dolor físico puede llegar a aliviarse, no ocurre lo mismo con el sufrimiento psicológico, entendido como el sentimiento que genera la enfermedad neoplásica, que puede resultar insoportable. Este es un dolor que se padece únicamente desde la soledad, en los casos en que el paciente se siente aislado, insignificante, desvalido dentro de un espacio sin límites, gris, infinito; se trata de un sentimiento brutal proyectado en la búsqueda de una mano cálida, abierta, fuerte y segura.

El dolor intenso genera el temor a encontrarse al final de la existencia, ante lo desconocido. Ante este hecho, no establecer una buena comunicación, no tener delante unos brazos abiertos, es, tal vez, la imagen más trágica del enfermo que a veces llega al personal médico. Inmediatamente después de dar el diagnóstico, la primera acción terapéutica debe consistir en atender urgentemente el dolor y el sufrimiento psicológicos.

Hay que ser consciente —y ello debe transmitirse a los pacientes asistidos— de que, en todo caso, la enfermedad será una compañera de viaje ocasional durante la vida. Por ello, la fuerza interior para hacer frente a las adversidades en caso de malas noticias debe provenir del enfermo, ya que, por muy buenos que sean los médicos, y por mucho que se reciban los mejores medicamentos y se disponga de la mejor tecnología, el éxito de la terapia está inevitablemente condicionado por las ganas de vivir; de no haberlas, esta fracasará.

Esta reflexión es compartida y aplicada, específicamente, por los profesionales que se dedican a la oncología, pero también por quienes consagran su vocación de forma muy especial a las enfermedades degenerativas y crónicas, así como a las deficiencias físicas congénitas. Por tanto, desde la propia fortaleza hay que ser capaz de infundir vitalidad y ánimos a los pacientes, y esta ha de ser la base desde la que deben enfrentarse a la nueva situación.

De forma paralela al aumento de la esperanza de vida, se ha producido un incremento de la incidencia del dolor crónico, tanto del relativo a molestias no neoplásicas (enfermedades reumáticas y degenerativas, artrósicas) como del inherente a las enfermedades neoplásicas, cuya duración depende de la supervivencia.

Cada vez se conviene más en que el tratamiento del dolor, sea cual fuere su etiología, debe reconocerse como un derecho humano fundamental, como ya se ha hecho en la Asociación Internacional para el Estudio del Dolor (Iasp, por sus siglas en inglés), en la Comisión Permanente de Derechos Humanos de las Naciones Unidas y en la Organización Mundial de la Salud (OMS). El dolor es uno de los motivos más frecuentes por el que se acude al médico y una de las principales causas de sufrimiento. Igualmente preocupante es que un gran número de los enfermos no estén satisfechos con su tratamiento, por lo que este sigue siendo un aspecto mejorable.

A raíz de esta realidad asistencial, ha tenido lugar una progresiva creación de entidades sanitarias promovidas por varios colectivos, algunos procedentes del ámbito sanitario (personal médico y de enfermería, farmacéutico, etc.) y otros impulsados por los familiares de las personas afectadas, así como por la administración sanitaria. Estas entidades tienen como objetivo constituirse en plataformas para divulgar la necesidad de concienciación de este problema, cuya finalidad última consiste en mejorar la atención a los pacientes con dolor y a sus familiares, que son quienes sufren realmente esta condición, altamente incapacitante para unos y trágica para otros.

Este hecho pone de manifiesto la necesidad de abordar el tratamiento del dolor a nivel nacional, un aspecto en el que el Ministerio de Sanidad, Servicios Sociales e Igualdad es sensible.

Una entidad creada en España en 2008, Plataforma SinDOLOR, ha elaborado un decálogo cuyas líneas generales citamos a continuación:

1. Contribuir a la mejora de la salud y de la calidad de vida del paciente con dolor.
2. Crear opinión sobre la importancia del dolor, concienciando a todos los agentes involucrados en su gestión.
3. Promover el reconocimiento y la difusión de acciones en el ámbito del dolor, informando del impacto que este ejerce en la sociedad.
4. Comunicar información relacionada con el dolor y las alternativas y las soluciones, creando soportes para los pacientes, los familiares y los profesionales.
5. Fomentar la investigación sobre el dolor en las vertientes epidemiológica y clínica.
6. Contribuir a la formación de los profesionales sanitarios sobre el dolor y su correcta gestión clínica y terapéutica.
7. Coordinar con las administraciones públicas estrategias para los pacientes con dolor.
8. Estudiar, analizar y proponer alternativas para la atención sanitaria de los pacientes con dolor.
9. Actuar como núcleo coordinador de actividades sobre el dolor que se lleven a cabo en diversas organizaciones.

10. Impulsar el desarrollo de políticas sociosanitarias que integren y relacionen la gestión del dolor, la calidad de vida, la promoción de la autonomía y el bienestar social.

Otra gran aportación de la cirugía a la salud y al bienestar de las personas, aparte de la propia acción terapéutica en sí misma, ha consistido en eliminar prácticamente el dolor del postoperatorio, siempre presente y a menudo insoportable. Gracias a las unidades del dolor se ha ido imponiendo el uso de catéteres por los que inyectar analgesia a demanda o bien pautada para calmar el dolor que todo acto quirúrgico genera. En este contexto, la cirugía implanta catéteres conectados a reservorios llenos de analgesia que se descarga a demanda, o bien de forma constante y milimétrica, a los pacientes neoplásicos con grandes dolores insoportables o terminales.

Capítulo 6
Cáncer y mujer

En la vida de cualquier persona, el diagnóstico de cáncer causa un giro de ciento ochenta grados en todos los aspectos: familiar, laboral, social, sexual, etc. Cuando la persona diagnosticada es mujer, surgen además ciertas preocupaciones que confieren todavía más dramatismo a la situación: «Qué va a ser de mi familia, con la falta que le hago… Ahora seré yo quien necesite ayuda…».

De este modo, nos encontramos ante una dimensión emotiva mucho más fuerte relacionada con el importante papel que la mujer desempeña en la vida familiar, ya que de «invisible» se convierte en «imprescindible».

En las reflexiones sobre el impacto que ejerce el diagnóstico de cáncer en todos los aspectos de la vida, a menudo se obvian las funciones, tradicionalmente distintas, del hombre y de la mujer en la sociedad actual. Si bien existe una tendencia cada vez más significativa hacia la igualdad en este campo, aún queda un largo camino por recorrer. Ni que decir tiene que, si la familia afectada es joven o tiene hijos pequeños, la nueva situación se complica todavía más.

En este sentido, no es descabellado afirmar que la mujer del siglo XXI es la esclava de la época moderna, pues, aunque suele desarrollar una carrera profesional y trabaja igual o más que su compañero, no deja de hacerse cargo de la vida doméstica y familiar. Por otra parte, en el ámbito laboral, en la mayoría de los casos la mujer todavía no ha podido superar la barrera impuesta por el hombre, por lo que generalmente queda relegada a ocupar puestos secundarios o que se encuentran muy por debajo de sus capacidades. Finalmente, en el ámbito cultural, la mujer no siempre goza de una libertad real para poder sentirse realizada, ya que en muchos países del Tercer Mundo sigue siendo víctima de ablaciones y de otros muchos tipos de violencia contra la mujer.

Por todo ello, el cáncer en la mujer conlleva, por añadidura, situaciones familiares complejas, especialmente si la afectada es joven. Al tratarse de la persona habitualmente responsable de la estructura familiar, la mujer diagnosticada de cáncer ve considerablemente alterados todos los equilibrios y las fuerzas internas de la familia en lo que puede considerarse un drama institucional y doméstico.

Históricamente, la función de la mujer ha consistido en proporcionar apoyo, en vertebrar la existencia del hombre durante toda su vida. Aun así, la historia de la humanidad no podría contarse sin la figura de la mujer.

Vivencia asistencial

Como es evidente, por mi profesión, he pasado muchas noches en hospitales. Esto me ha permitido observar a los acompañantes de los pacientes ingresados, que prácticamente siempre son mujeres. Por ello, cuando la persona enferma es la mujer, la situación toma una dimensión más dramática, ya que afecta al entorno familiar más si cabe.

El papel de la mujer es transcendental y siempre ha estado presente en la existencia del hombre y en la de la humanidad, adaptado a cada una de las etapas de la vida: en la infancia, la figura femenina dispensa atenciones y ternura; durante la juventud y la madurez, el hombre comparte con ella vivencias y placeres, y en la vejez nos brinda consuelo y compañía. Sin embargo, hoy, en muchos aspectos, la mujer ha logrado equiparar sus funciones a las del hombre.

Olvidamos demasiado a menudo que las mujeres son, todavía hoy, quienes menos acceso tienen a la cultura. Aquellas que viven en países con condiciones sanitarias precarias —que son mayoría— aún arriesgan la vida al dar a luz, además de ser, con diferencia, víctimas de abortos sin condiciones sanitarias adecuadas, de mutilaciones genitales y de violencia de género.

Personalmente, estoy convencido de que la mujer tiene una naturaleza distinta, mucho más fuerte que la del hombre, mucho más consistente y resistente psicológicamente, que la capacita en mayor medida para superar tragedias y contrariedades, para llegar a extremos sublimes de abnegación y de amor —en primer lugar, por los suyos, pero también por los demás—, e incluso de renuncia a la propia felicidad, y de sacrificio y entrega de la vida en beneficio de las personas a las que ama. Aunque todo ello no es exclusivo de la mujer, sí la caracteriza mucho más que al hombre.

En conclusión, debemos tener en cuenta que el cáncer en la mujer presenta unas dimensiones distintas a las que se dan en el hombre; no por ello más o menos dramáticas, pero sí diferentes.

Capítulo 7
Asimetría de oportunidades (unidades multidisciplinarias)

Todos somos conscientes de que la Declaración Universal de Derechos Humanos en el ámbito mundial, así como la igualdad de la población española ante la salud —que queda definida como universal, gratuita y equitativa en la Constitución española—, se convierte en un desiderátum utópico en la realidad cotidiana.

Desgraciadamente, los derechos universales del hombre son, todavía hoy, un espejismo en muchos países, donde únicamente una pequeña parte de la población se beneficia de los conocimientos científicos y médicos. Asimismo, en aquellos lugares donde estos están instaurados, el derecho a la salud tampoco es universal; reflejo de ello es, por ejemplo, la desigualdad existente en Estados Unidos, el país más avanzado en el estudio de las ciencias biomédicas. Incluso en los estados europeos que gozan de una sanidad pública de calidad, universal en muchos de ellos —como en España—, la distribución de recursos sanitarios es irregular. Pongamos por caso la asistencia uroncológica en particular u oncológica en general en este país: las diferencias entre las comunidades autónomas resultan más que evidentes, pero incluso en aquellas que disponen de un servicio asistencial de gran calidad existen desigualdades muy importantes entre centros en aspectos básicos de terapéutica, en radioterapia, en apoyo psicológico, en las listas de espera, en la aplicación de programas de detección precoz, etc.

Esta asimetría de oportunidades en ciertos casos y situaciones es dramática, hasta tal punto que la supervivencia puede depender de la puerta que nos dispongamos a abrir.

Si una persona acude a visitarse, por ejemplo, por un cáncer de mama, a un centro hospitalario que no dispone de unidades funcionales organizadas —hay centros que no las tienen, independientemente de su tamaño—, su vía de acceso a la asistencia —mediante el servicio de cirugía, el de ginecología, el de oncología médica o el de oncología radioterápica— puede condicionar el itinerario del tratamiento. Como consecuencia de ello, al tratarse de una enferma tumoral, se puede perder la oportunidad de curación, ya que la paciente no puede beneficiarse de una decisión terapéutica consensuada que responda a la de mejor evidencia científica.

La revista *Cancer Detection and Prevention* publicó, en 2008, un artículo en el que se analizaban los intervalos entre el diagnóstico y el inicio del tratamiento en una serie de seis tumores muy frecuentes: pulmón, colon, próstata, vejiga, mama y matriz. Este estudio, Inter-Cat, fue llevado a cabo en veintidós hospitales catalanes y, a pesar de adolecer de algunas limitaciones metodológicas (datos relativamente superados y falta de algunos ítems, actualmente herramientas muy útiles), ofrece una visión radiográfica y precisa de una situación real que puede ser extrapolable a otras zonas de España.

En el caso de los enfermos de cáncer de pulmón, se constata que el cincuenta por ciento tarda menos de cuarenta días en iniciar el tratamiento, pero lo cierto es que la otra mitad tarda más.

Este hecho demuestra, una vez más, que los datos estadísticos ofrecen una visión panorámica de conjunto, pero que el problema surge cuando, en el trato personal con un paciente concreto, este pide conocer en qué lado de la estadística se encuentra. Si se cuenta entre los que solo tardan cuarenta días en iniciar el tratamiento, no podremos negar que el sistema es excelente, difícilmente mejorable; en cambio, para las personas que deben esperar más tiempo, sesenta días son muchos. Por ejemplo, la incidencia de cáncer de pulmón en

España es de unos diecinueve mil casos anuales. Este razonamiento puede aplicarse a otros tumores, aunque en tal caso debe procederse a efectuar ciertas correcciones particulares y adecuadas según el tipo de tumor, ya que no solo cada uno tiene unas características distintas, sino que, además, el perfil genético de cada paciente también es diferente.

Esta evidencia demuestra que no todos los enfermos de un mismo cáncer se benefician de las mismas terapias. Actualmente, la medicina dispone de herramientas que permiten medir la variabilidad individual, de modo que para decidir la terapéutica adecuada se necesitan más pruebas, algunas de ellas complejas, y esto, si tenemos en cuenta que los hospitales están masificados, alarga el proceso. Las grandes diferencias entre hospitales conforman solo un aspecto de esta cruda realidad, si bien no se dispone de estudios comparativos sistemáticos.

Esta asimetría de oportunidades es una de las situaciones que hacen injustos los sistemas sanitarios públicos, universales y gratuitos. Una de las actuaciones necesarias para solucionar este problema consiste en modificar la estructura funcional asistencial y coordinarla entre los distintos niveles hospitalarios, de modo que todos los pacientes gocen de las mismas oportunidades independientemente de su ubicación.

Dicha situación preocupa a los profesionales que se dedican a la patología oncológica, así como a los organismos dedicados a los estudios comparativos de distintos sistemas sanitarios. Es el caso del Instituto de Estudios Médico-científicos (Inesme), cuyos informes evalúan las diferencias dentro de la Unión Europea en la aplicación de criterios locales para la toma de decisiones sobre nuevas tecnologías y tratamientos oncológicos. Este organismo tiene también como objetivo conocer la opinión de los pacientes en relación con el acceso actual a los medios diagnósticos y terapéuticos según los países, e identificar los sistemas de mayor calidad con los mejores resultados como recomendaciones.

Asimismo, conviene señalar que, en dichos informes, ha de tenerse en cuenta el criterio de eficacia coste-efectividad a la hora de aprobar la incorporación de nuevas tecnologías y terapias, de modo que los responsables políticos sanitarios deben promover la coordinación de los distintos sistemas sanitarios para elaborar un catálogo de prestaciones razonablemente homogéneo que evite desigualdades.

Así, aunque cada estado miembro mantiene una serie de planteamientos propios, todos comparten una declaración de los principios y valores comunes de los sistemas sanitarios europeos.

Pese a todo, la realidad dificulta en gran medida que estos valores, que proclaman una atención sanitaria de calidad y unos principios de equidad y solidaridad, se cumplan.

Hay que añadir, además, una realidad todavía más dramática, ya que, cuando se hace referencia a la asistencia oncológica, la falta de igualdad tiene una clara repercusión en la calidad de vida y la supervivencia. Una asistencia sanitaria de calidad comporta diagnósticos más precoces y más efectividad en los tratamientos; de ello resulta una mejor supervivencia en los pacientes con cáncer.

Esta asimetría en las políticas sanitarias entre los distintos países europeos también tiene lugar en España. La estructura territorial de este país, con un sistema nacional de salud descentralizado, ha posibilitado la existencia de desigualdades regionales en los servicios ofrecidos y también en la distribución presupuestaria.

En relación con la asistencia uroncológica en general, cuyo tratamiento consiste en una combinación de acciones terapéuticas coordinadas, el diagnóstico definitivo y la terapia no pueden depender de una única voz: en estos casos resulta imprescindible disponer de un criterio consensuado multidisciplinario, porque de este modo se obtiene un dictamen final fruto de certezas científicas que sigue un esquema para alcanzar el mejor resultado. Con ello se garantiza además la igualdad de oportunidades de diagnóstico y terapia a todas las personas, ya que no hay diferencias en el tratamiento de los pacientes, sino que este se lleva a cabo según el diagnóstico y los factores de pronóstico; así se pueden obtener los mismos resultados, los mejores posibles, y las complicaciones son las previsibles, que se detectan oportunamente y son corregidas de forma precoz.

Si reflexionamos sobre este aspecto, no cabe duda de que la formación universitaria es esencial para la definición del modelo de profesionales deseado. En este sentido, resulta evidente que hay que incorporar la formación del trabajo en equipo.

Actualmente, en patología tumoral, no parece apropiado ni formativo limitar las sesiones de clase a transmitir los conocimientos que el alumnado puede leer y estudiar en los libros de texto. De hecho, estas sesiones deberían servir únicamente para exponer casos y situaciones clínicas que los futuros profesionales afrontarán en la práctica clínica diaria, de modo que el profesorado actuase como orientador para que estos establecieran un análisis crítico del caso, así como de las soluciones.

Este tipo de formación exige un importante trabajo individual por parte del alumnado, en un modelo en el que tanto el papel del profesorado al tutorizar la formación como el trabajo en grupo resultan primordiales.

Es en este punto en el que el método tiene una correspondencia clara en la vida clínica y asistencial de los profesionales, que trabajan en equipos, habitualmente multidisciplinarios. Las aportaciones y la seguridad que esta mecánica de trabajo conjunto aporta son superiores a la suma de las individualidades.

Este cambio de paradigma asistencial es imprescindible, pero para que realmente sea efectivo es necesario modificar los estudios de medicina, individualistas y competitivos. Como resultado, el paciente obtendrá el inestimable beneficio de recibir la opinión de varios profesionales para un caso determinado.

Capítulo 8
Tirar la toalla *versus* obstinación terapéutica

Una polémica enfrenta en la actualidad dos actitudes terapéuticas:

- Partidarios de que la vida no tiene precio, de modo que siempre debe actuarse hasta el final, independientemente de lo que cueste.
- Partidarios de la eutanasia activa y pasiva, quienes propugnan que cuando se percibe una situación irreversible no hay que alargar innecesariamente la vida mediante métodos extraordinarios.

Los argumentos esgrimidos por unos y otros son de mucho peso, porque tienen razones poderosas que avalan sendas posturas; sin embargo, no todos son estancos, sino que hay rendijas que permiten, por lo menos, discutir la defensa de dichas actitudes.

Para los partidarios de la obstinación terapéutica, hay casos en los que se ha conseguido revertir una situación clínica que en principio parecía irreversible. Es entonces cuando resulta válido escudarse en el tópico de que la vida no tiene precio. Sin embargo, los economistas de la salud, que también suscriben esta reflexión, añaden que, si bien no tiene precio, la vida tiene un coste, razonamiento fácilmente compartido.

En estos casos, la economía no debe ser el único argumento al hablar de salud.

Por otra parte, algunos razonamientos propuestos por los seguidores de la limitación terapéutica pueden resultar poco convincentes si reflexionamos sobre aquellas dolencias actualmente incurables pero que tendrán tratamiento al cabo de poco tiempo, como ocurrió, por ejemplo, con el cáncer testicular.

Constatamos, por tanto, que ambas posturas encajan mejor en la definición de *actitud filosófica* que en la de *teoría sólidamente consolidada,* porque hay ejemplos y casos clínicos tanto favorables como desfavorables que corroboran o refutan los argumentos esgrimidos por unos y por otros.

No hay enfermedades mortales o incurables por necesidad, ya que no hay nada en la enfermedad que constituya una necesidad absoluta para el hombre, porque toda necesidad es en sí misma una necesidad *ex suppositione.* Si la técnica o el estado de los conocimientos actuales no permiten curar una patología cualquiera, estos lo conseguirán en el futuro, y el futuro puede ser inmediato. Este es posiblemente el elemento de reflexión más sólido y contundente de quienes abogan por mantener la terapéutica hasta el final, de quienes no admiten un abandono del tratamiento.

En este punto, conviene mencionar cómo se introdujo el cisplatino en la terapéutica de los tumores testiculares. En 1960, el biofísico estadounidense Barnett Rosenberg, investigador en el laboratorio del Departamento de Biofísica de la Universidad de Michigan, inició un experimento con corrientes eléctricas para ver cómo influían en el crecimiento y la evolución de los cultivos de la bacteria *Escherichia coli,* la bacteria intestinal más frecuente. Utilizaba una corriente alterna de 1.000 c/s, los electrodos eran de platino y en el medio en que se desarrollaba el experimento había cloruro, es decir, se daban una serie de circunstancias casuales, como suele suceder en la investigación. Había un elemento escogido aleatoriamente para efectuar el experimento, el cloruro; en cambio, los otros dos componentes esenciales de la investigación habían sido seleccionados porque se sabía que no podrían modificarse durante el experimento. Afortunadamente, los datos eran equivocados, ya que se produjo una electrólisis del platino con aquel tipo de corriente, es decir, se liberó platino en el medio ambiente al polarizarse los electrodos. Sin embargo, el hecho más importante y primordial para el futuro fue que el cultivo de la bacteria no creció, que no hubo división celular. Cuando Rosenberg llevó a cabo un análisis muy esmerado de los resultados, primero examinó los componentes de la solución primitiva, en la que únicamente había cloruro, y encontró sales amónicas de platino, que se habían generado por la disolución parcial del metal (platino) de los electrodos, por efecto del campo eléctrico utilizado.

Este hecho casual, aunque diseñado metodológicamente, había producido unos resultados distintos de los esperados, pero fue precisamente la sagaz interpretación de estos lo que arrojó luz sobre una aplicación futura. En el año 1965, la publicación de los resultados por Rosenberg en la prestigiosa revista *Nature* marcó un antes y un después en el futuro de la terapia de los tumores testiculares. El artículo finalizaba con las palabras siguientes, que recuerdan las pronunciadas por Watson y Crick sobre el descubrimiento del ADN: «¿Podrán estas sales impedir la división de otras bacterias o incluso de otras células?». Otros investigadores recogieron esta sugerencia años más tarde, cuando demostraron que la sal de platino configurada como cis-dicloro-diamino-platino (cisplatino) resultó ser uno de los medicamentos más potentes contra el cáncer. En la década de 1970, el oncólogo médico Larry Einhorn, profesor en la Universidad de Indiana, presentó unos datos impactantes: unas tasas de curación superiores al sesenta por ciento en una serie de cuarenta y siete enfermos de cáncer testicular.

El progreso de la técnica permite una penetración asincrónica en la realidad de la alteración morbosa. En este contexto, el médico es capaz de dominar la enfermedad y la sensación de enfermar.

La definición de Diderot de la palabra *química* como «*imitatrice et rivale de la nature*» supuso un salto cualitativo muy importante en la medicina, ya que dio origen a la síntesis artificial de los principios

Vivencia asistencial

Durante mi residencia como MIR, a un compañero, también residente, extranjero, le diagnosticaron un tumor testicular. En aquella época, la orquiectomía (consistente en la extirpación quirúrgica del testículo) era la única solución, ya que la quimioterapia desarrollada hasta entonces resultaba ineficaz. Después de la operación, al cabo de ocho o diez meses, aparecieron adenopatías (ganglios) indicadoras de diseminación. En aquel momento (primera mitad de la década de 1970) se decidió que no podía hacerse nada, y remitieron a mi compañero a casa de sus padres, con un informe, para que pudiera pasar los últimos momentos con su familia.

A los seis meses de su partida se conocieron los primeros resultados de la introducción del cisplatino como tratamiento de los casos avanzados de carcinoma de testículo, con un índice de curación que en el caso de este tipo de tumor era del 97,63 % de los casos. Esto significa que, con toda probabilidad, mi antiguo compañero hubiera podido curarse de no haber abandonado la terapia.

Por tanto, queda perfectamente definido el camino que la terapéutica ha seguido para responder a la capacidad evolutiva y poderosa de los saberes de los conocimientos científicos, imprevisibles temporalmente.

activos naturales —por ejemplo, la producción de insulina o de penicilina— como sustancias paradigmáticas.

La producción artificial de moléculas fruto de la experimentación y el diseño químicos ha supuesto otro importante avance; gracias a ello ha sido posible disponer de grandes cantidades de moléculas, con una eficacia terapéutica hasta el momento desconocida, las cuales han modificado de forma extraordinaria la historia natural de muchas enfermedades.

Además, conviene mencionar la capacidad de manipulación genética en muchas vertientes: fecundación *in vitro,* elección de sexo, terapia génica con células madre, modificación de señales de traducción genética (dianas terapéuticas moleculares), etc.

Estas tres reflexiones analíticas permiten entender que en una sociedad altamente desarrollada, científicamente avanzada y con programas de investigación potentes, el médico proyecte una imagen de poder sobre la naturaleza, como de creador de *vita nova* que todo puede conseguir o que está a punto de hacerlo.

Capítulo 9
Ignorancia y determinismo biológico

Aún hoy, en el siglo XXI, la era del conocimiento científico y de la sociedad de la información, se arrastran creencias sobre la salud y la medicina de la época medieval.

La ignorancia y el miedo se hallan en la base de las creencias que, como responsables de las enfermedades, han señalado desde las fuerzas ocultas, como la brujería y las divinidades, hasta las naturales, como el sol, la luna y el fuego. En este sentido, también la etimología da fe de ello: nos referimos a una *desgracia* como una falta de gracia, de protección divina.

Por este motivo, así como según el criterio de otros poderes (religión, política, tribunal de la Inquisición…), las personas enfermas eran marginadas, ya que se las creía portadoras de maldición o de castigo divino, o bien se las acusaba de comportamiento social contradictorio con las normas imperantes. Actualmente, padecer una enfermedad crónica —por ejemplo, degenerativa— sigue dando lugar a una estigmatización.

La lepra, la peste o el cólera ya no son enfermedades a cuyos afectados se margina, ya que los avances médicos han permitido establecer una terapia científica.

En la Biblia, mientras Jesús pasea con sus discípulos, se encuentran un leproso. En ese momento, uno de ellos pregunta: «Maestro, ¿quién ha pecado?, ¿él o sus padres?». Esta anécdota muestra claramente la antigua creencia de que las enfermedades obedecen a causas de transgresión espiritual o religiosa, es decir, de que no guardan relación alguna con la biología, concepto entonces desconocido.

Durante la Inquisición, el origen de muchas enfermedades se relacionaba con el castigo divino, la intervención del diablo, los maleficios, las influencias astrales, la mediación de brujas, etc. El poder religioso y también el político, conscientes ambos de que podían dominar e imponer sus creencias y así mantener la supremacía terrenal, prohibieron estas prácticas, ya que determinaron que eran contrarias a la ortodoxia y a las buenas costumbres.

Francesch Terrades, en su *Compendi de la peste y de la precaució y curació de aquella,* atribuía «la cura certísima y principal [de la peste] a la justicia de Dios omnipotente, porque muchas veces con aquel azote se venga de los pecados de los hombres». Por tanto, para poner remedio a esta enfermedad, sus recomendaciones consistían en propiciar la devoción popular. No obstante, también ofrecía propuestas terapéuticas para las personas ya infectadas: «La curación del alma, puesto que es cosa clara, y manifiesta, que la mayoría de las enfermedades del cuerpo vienen por enfermedades y dolencias del alma, y por eso será bueno en principio confesarse y hacer verdadera penitencia de los pecados y pedir de veras perdón». Estos ejemplos dejan clara constancia de los conocimientos entonces disponibles sobre las causas de las enfermedades, que aún se pueden encontrar en la actualidad, en el momento en que el médico informa sobre una determinada enfermedad al paciente.

Otros documentos recogen más propósitos moralizadores: «Para poder vivir sano hay que abrazar mucho la castidad», «Temperar el ejercicio, descansar regularmente y evitar los exabruptos del alma, la ira, el odio, los que alteran el equilibrio espiritual y debilitan la virtud». De esta forma, observamos que se equiparaba al «hombre sano» con el ideal que recomendaban los tratados médicos y moralistas de la época.

Del análisis de estas normas y consejos se derivan unas conclusiones que evidencian el poder de los médicos de aquel tiempo al intervenir en el comportamiento físico y corporal de los enfermos, al mismo tiempo que se controlaban las conductas sociales y el comportamiento moral. Esto significa que la medicina actuaba, que constituía un poder más (aparte de la Iglesia y la política) y que contribuía a regular y normalizar la sociedad.

El determinismo biológico de la Edad Media supuso un retroceso científico que ha acarreado consecuencias negativas durante siglos, ya que se consideraba que los valores morales tenían un origen biológico y se podían transmitir de padres a hijos. Así lo afirmaba Juan Escobar, figura de la Inquisición: «El feto adquiere las inclinaciones morales de los padres desde el momento de la concepción».

Estas ideas fomentaron la asociación de condición moral y alcurnia, lo que permitió clasificar a las personas en función de la pertenencia a un grupo o etnia. Dichas teorías se han mantenido a lo largo de la historia. No hay que ir muy lejos ni geográfica ni cronológicamente para tener constancia de esta realidad: la historia de los chuetas en Mallorca ha estado bien viva hasta el siglo xx. Es importante combatir estas creencias porque, aún hoy, hay quien atribuye las causas de las enfermedades a un trauma psicológico, a una situación personal o familiar adversa, etc.

En la década de 1960, el texto oficial de microbiología clínica, al mencionar la profilaxis de la infección urinaria por *Neisseria gonorrhoeae* (purgaciones), aún recogía estas palabras: «Todo acto sexual extramatrimonial es peligroso, pese a las medidas tomadas para evitar el contagio. La única medida absolutamente útil es la continencia sexual que impone la moral cristiana y que obliga por igual al hombre y a la mujer».

En el siglo xxi, aún hay personas que creen que las enfermedades tienen su origen en energías y actitudes positivas y negativas, tal como sucedía antes de la era del conocimiento lógico y científico. Desde los clásicos griegos y romanos y hasta la Edad Media, se buscaban causas absurdas y explicaciones religiosas para dar respuesta a ciertos hechos entonces inexplicables.

Por ejemplo, en el caso de las enfermedades infecciosas, únicamente una meticulosa observación había sido capaz de interpretar que, cuando tenía lugar una acumulación de pus en un absceso, este se tenía que drenar; así se formuló aquella máxima que sigue totalmente vigente: *ubi pus ibi evacua*. Este drenaje posibilita que las propias defensas del enfermo puedan actuar sobre una superficie o volumen infectado menor, de modo que es más sencilla una cura. En estos casos, cuando el proceso infeccioso está localizado, el hecho de drenarlo puede curar sin administrar ningún antibiótico.

Por tanto, las medicinas alternativas deben ser entendidas como complementarias a la ciencia médica o placebos; las únicas medicinas científicas son las que utilizan el conocimiento obtenido mediante metodología científica según los postulados de Claude Bernard, asumidos unánimemente por los organismos de todo el mundo en este ámbito.

El cuerpo humano es física y química; si funciona mal, hay que encontrar causas físicas y químicas. Algunas de ellas se originan fuera del propio cuerpo (irradiaciones, alimentos, sustancias nocivas, etc.): la irradiación solar excesiva y reiterada puede provocar melanoma (cáncer maligno de la piel), y fumar predispone a padecer cáncer de vejiga urinaria, de pulmón y de laringe. Otras causas tienen origen interno: se trata de defectos o errores congénitos genéticos que, tras años de replicaciones celulares, van acumulando errores hasta que aparece una célula hija tumoral. Es el caso, por ejemplo, del cáncer de colon en pacientes que tienen poliposis familiar, de algunos tumores renales hereditarios o del retinoblastoma (tumor maligno del ojo). Con estos datos se obtiene el mapa de las causas del cáncer; queda por saber cuáles son los desencadenantes inmediatos.

Las falsas creencias deben combatirse proporcionando toda la información científica disponible y empleando un lenguaje claro, que permita enfatizar las influencias externas —por ejemplo, entre las más conocidas y demostradas científicamente: ambientales, alimentarias y de exposición—. De este modo lucharemos, al mismo tiempo, contra la desinformación, las creencias pseudocientíficas y las interpretaciones esotéricas.

Por este motivo es muy importante que el paciente tenga claros estos conceptos, ya que le ayudarán a comprender mejor el proceso, a entender los tratamientos y a cooperar con el personal médico y de enfermería durante la terapia, en la que se necesitará una colaboración especial por su parte. Y esto únicamente es posible si el enfermo entiende claramente todo el proceso.

La información y la comunicación constituyen el mejor método para combatir pseudomedicinas paralelas, basadas en argumentos esotéricos a los que, dado que casi siempre alimentan esperanzas que no se ajustan a la realidad, no hay que dar credibilidad.

Es frecuente que algunos profesionales de la medicina utilicen el término *verruga* para referirse a los tumores de la vejiga urinaria, cuando se conoce que se trata de cánceres, de tumores malignos. El hecho de que la mayoría de estas «verrugas» sean no musculoinfiltrantes (superficiales), de que respondan bien a los tratamientos y de que, por tanto, se curen o perduren (se van reproduciendo periódicamente) lleva a los afectados a creer que se trata de tumores benignos,

---

Vivencia asistencial

Una mujer de unos cincuenta años de edad, a la que se diagnosticó un tumor vesical, fue informada por su médico de cabecera de que aquello eran «verrugas» —término que, desgraciadamente, todavía utilizan algunos profesionales, y que debe eliminarse del lenguaje médico—. Este le aseguró que podían curarse con una serie de hierbas, infusiones y jarabes, y que no tenían más importancia. Como era de esperar, la paciente solo quería escuchar aquello último, pero al hacerlo eludió una realidad evidente. Esta persona, que hizo caso de los consejos de su médico de cabecera, tuvo que iniciar un tratamiento muy agresivo cuando padeció episodios de hematuria (trastorno consistente en orinar sangre), ya que el tumor se había hecho infiltrante.

aunque puedan orinar sangre, pues no sienten dolor ni otros síntomas. Año tras año se lo cuento a mi alumnado con ejemplos reales: hay que insistir en que se trata de un cáncer, y en que si no se trata adecuadamente puede acabar con la vida del paciente.

Es necesario un cambio de mentalidad, ya que la lucha contra estas «verrugas» será más eficaz si tomamos conciencia de que se trata de un tumor maligno.

Hablar del cáncer

El médico tiene que ser capaz de hablar del cáncer desde un punto de vista humano, además de profesional; en palabras del doctor Francesc Casas, «de una manera personal o incluso poética».

En este sentido, debemos hacer un esfuerzo para transmitir aquellos aspectos no científicos de la medicina. Se debe informar desde la vertiente humana, es decir, se deben comunicar a cada paciente las órdenes médicas, las pautas de tratamiento y los síntomas que se prevé que aparecerán.

También hay que tener presente que, en los casos en que la causa epidemiológica de la enfermedad es conocida —por ejemplo, el hábito tabáquico en el cáncer vesical—, hay que indicar al paciente, en el momento en que este retoma su vida ordinaria, que no debe repetir los hábitos que provocaron la situación patológica; en caso contrario, las probabilidades de que la enfermedad se reproduzca son muy altas.

Compañeros de habitación y noches de hospital: ¿hasta dónde se preserva la intimidad del paciente?

La mejora de la relación entre el médico, el paciente y el hospital requiere trabajar tres aspectos esenciales:

- La intimidad de los enfermos ingresados.
- El confort de las habitaciones y las exploraciones complementarias.
- La información.

En relación con la intimidad de los pacientes, el debate sobre la conveniencia de que las habitaciones en los hospitales públicos sean simples o dobles no es nuevo. Antiguamente, los dormitorios tenían cuatro camas separadas por cortinas, aunque también se disponía de habitaciones con más lechos.

Ni que decir tiene que lo ideal sería disponer de dormitorios individuales con baño particular, pero la realidad económica del sistema sanitario no permite tal lujo en la mayoría de los hospitales. Esta falta de intimidad provoca situaciones que pueden llegar a violar la intimidad del paciente; es el caso, por ejemplo, de quienes deben orinar en una mátula en un rincón o en un pasillo.

En cuanto al confort, las habitaciones dobles obligan a compartir experiencias: noches y días, sufrimientos y alegrías, dolor y esperanza, olores, heridas, suspiros, gemidos y quejas... El peor momento de la jornada es seguramente la noche, ya que se hace larga, no hay silencio y el más mínimo ruido resuena. Esto demuestra que los pacientes reclaman confort porque es difícil convivir con la enfermedad sin unas garantías positivas para el descanso del cuerpo (en terminología de gestión sanitaria, *calidad percibida*).

La información que debe recibir el paciente constituye también una cuestión no resuelta, ya que este desconoce la programación diaria a la que se verá sometido mientras dure la estancia en el hospital y ello provoca cierta angustia. Por ejemplo, el hecho de no mencionar al paciente la necesidad de determinadas pruebas, como una resonancia nuclear magnética, puede provocar una sensación de inquietud en el momento en que esta debe llevarse a cabo.

Actualmente no debería haber lugar para estas situaciones; en plena era de las tecnologías de la comunicación, nada puede justificar la desinformación. Día tras día, los pacientes reclaman más formación bien explicada y tiempo para asumirla con calma.

Dado que estos aspectos no han sufrido cambios desde hace tiempo, este asunto empieza a resultar preocupante para el personal de gestión sanitaria.

Capítulo 10
De la esperanza a la desesperación: las listas de espera

La esperanza, imprescindible para mantener el optimismo en el ejercicio diario de la medicina, tiene su origen, según la mitología griega, en un don de Zeus a los mortales. Cuenta la leyenda que Prometeo, el titán creador de la humanidad, regaló de forma secreta a los seres humanos el fuego que había robado del Olimpo y les ofreció los conocimientos recibidos de Atenea. Cuando Zeus, el dios supremo, lo supo, se enfadó de tal modo que, furioso, mandó encadenar a Prometeo a una columna junto a un buitre adiestrado para que le comiese las entrañas durante el día; por la noche, estas se regeneraban y a la mañana siguiente el ave carroñera volvía a devorarlas, de modo que el sufrimiento se repetía sin descanso. Inmediatamente, Zeus ordenó a su hijo Hefesto, el dios griego del fuego, que crease una mujer lo más bella posible. Así nació Pandora, a quien Zeus mandó a la Tierra para que regalase a Prometeo una caja en la que había guardado todos los males: la envidia, el odio, los vicios, la locura… Pero Zeus, ofuscado, en un descuido, incluyó en ella también la esperanza. Cuando Prometeo recibió a Pandora, no aceptó la caja, ya que sospechaba que contenía aspectos siniestros de Zeus, y pidió a la bella mujer que nunca la abriese. A pesar de sus ruegos, Pandora lo hizo y enseguida surgieron todos los males. Por fortuna, entre ellos se encontraba la esperanza, que, desde entonces, ayuda a los humanos a soportar los males, las desgracias y las desventuras.

Siglos después, los mortales no hemos hecho más que trasladar las intrigas y arbitrariedades divinas de la mitología a profetas más fiables y misericordiosos: Moisés, Lao Tse, Zoroastro, Buda, Confucio, Jesucristo, Mahoma... De hecho, el biólogo estadounidense David S. Wilson opina que la religión no constituye sino una herramienta al servicio del instinto de conservación de la humanidad.

También el antropólogo canadiense Lionel Tiger sostiene que la religión es una expresión del optimismo natural del género humano. Este autor sugiere que, a lo largo de la historia, las instituciones religiosas han explotado esta inclinación innata al pensamiento positivo: «El optimismo es la esencia de todas las bodas, los bautizos e incluso los funerales, y de este modo garantiza trabajo a los clérigos, y también a los crupieres y a los loteros».

En relación con la espera y la esperanza se puede afirmar que no hay ninguna política sanitaria que no tenga problemas con las listas de espera, un fenómeno ineludible en toda gestión sanitaria pública. En efecto, es imposible pensar en un modelo viable, sostenible y eficaz que carezca de ellas.

Por tanto, las listas de espera constituyen un elemento clave en la gestión asistencial diaria. Concretamente, este hecho afecta a las intervenciones quirúrgicas, las consultas hospitalarias y las pruebas complementarias.

Algunos de sus aspectos técnicos están relacionados con el tiempo que tarda un enfermo en ser visitado, el que transcurre entre la sospecha diagnóstica y la confirmación, el lapso entre la solicitud terapéutica y el ingreso, etc. Todas las opciones de política sanitaria están concebidas para mejorar estos intervalos, por lo que se proponen acciones como el diagnóstico rápido de cáncer, el diagnóstico de circuito preferencial, los paquetes de gestión selectiva...

La dilación de las listas de espera en los pacientes con sospecha diagnóstica de cáncer, o en aquellos con el diagnóstico establecido que están pendientes de iniciar el tratamiento médico o quirúrgico, desencadena una reacción psicológica y emotiva muy especial y de gran intensidad, ya que el enfermo teme lo peor. Tales circunstancias dan lugar a un calvario psicológico que lleva al paciente a sospechar lo que puede suceder en caso de que se confirme el diagnóstico. Hay personas que se lamentan de la situación, mientras que otras albergan la esperanza de que el diagnóstico sea erróneo. Estas últimas, conscientes de que la sospecha tiene una base real pero interpretable que, por tanto, debe confirmarse, analizan los hechos con una racionalidad impecable. Aun así, en ambos supuestos, el hecho angustiante existe, si bien cada persona lo manifiesta de forma distinta.

Los días de espera pueden provocar que el paciente necesite ayuda psicológica, incluso psiquiátrica, ya que se pierde la concentración y aparecen el insomnio, la desgana…

La desesperanza

La desesperanza aparece cuando se tiene la confirmación diagnóstica. Este es un momento clave en la actividad asistencial, en el que resulta de gran utilidad conocer y tener experiencia en las técnicas de comunicación de malas noticias. En este punto, la inmensa mayoría de los pacientes sufren un gran choque emotivo; una situación a la que, como profesional, hay que saber hacer frente.

En estos momentos, si hay establecida una relación de confianza entre el médico y el paciente, suele surgir una reflexión por parte del enfermo bastante común tras la comunicación del diagnóstico: «He repasado de forma rápida mi vida como si fuera una película, en lo bueno y en lo malo, y siento temor a lo que me pueda suceder en el futuro, porque yo todavía quiero hacer muchas cosas. También es cierto que me siento en paz con todo lo que he hecho; así pues, que sea lo que Dios quiera de aquí en adelante».

No obstante, el temor, la angustia y la incertidumbre están presentes en todos los casos, de modo que la espera no es una buena aliada.

Esta tardanza entre el momento del diagnóstico y el inicio del tratamiento o el ingreso por cirugía siempre se hace larga, ya que el enfermo solo piensa en esto; principalmente, en aquellas situaciones más desagradables y conflictivas.

Se ha demostrado científicamente que no todos los tumores progresan al mismo ritmo, y este conocimiento debe ser transmitido adecuadamente al enfermo para que pueda entender y aceptar que, en determinadas situaciones, la demora no afecta la progresión tumoral. Así, el estado de angustia y desesperanza que debe soportar el paciente a causa de la espera es distinto, ya que de este modo puede llegar a ser comprendido.

Capítulo 11
Tratamiento expectante: ¿estamos preparados? Calidad de vida: cuestión emergente

El tratamiento expectante consiste en la terapéutica de «esperar y ver» *(wait and see)*, como determina la terminología médica actual. A menudo, las creencias populares han afirmado que en algunas situaciones no hacer nada es mejor que actuar *(primum non nocere)*, es decir, que la actuación no debe representar un empeoramiento.

En este contexto, para dejar de actuar, como actitud terapéutica, ante un diagnóstico de enfermedad grave hay que tener muy clara la historia natural de la enfermedad; de lo contrario, esta postura puede resultar perjudicial para el paciente y éticamente inaceptable.

¿En qué situaciones surge este dilema?

El crecimiento de los tumores es variable en el tiempo. Por ejemplo, en el caso de algunas neoplasias testiculares, el *turnover* celular —el tiempo que tardan las células tumorales en reproducirse— es corto o muy corto, y, por tanto, el tumor crece en poco tiempo y se extiende de forma exponencial. En estos casos resulta totalmente inaceptable adoptar una actitud terapéutica de esperar y ver, de abstención de actuar y seguir al paciente. Hay que tener en cuenta que esta patología afecta preferentemente a hombres jóvenes cuya esperanza de vida es muy larga.

En cambio, hay neoplasias relacionadas con la urología cuya replicación celular es muy lenta, como ocurre con el cáncer de próstata. Este tumor, que crece lentamente, necesita años para alcanzar el volumen de una lenteja, aunque este tamaño supone la presencia de millones de células tumorales.

Esta característica permite una atención diferente por parte del personal médico: la actuación no es necesariamente urgente, siempre dentro de unos límites, ya que la dilación no tiene repercusiones negativas en la historia natural de la enfermedad ni, por tanto, en el paciente.

Dada esta situación, existe una propuesta terapéutica conforme a la cual, cuando se diagnostica un cáncer de próstata inicial y el enfermo tiene una esperanza de vida de menos de diez años, es mejor no tratarlo. En tal caso, únicamente es necesario llevar a cabo un seguimiento del paciente, así como pruebas periódicas, y tratar solo cuando aparezcan síntomas. Esta postura, conocida como *vigilancia activa,* consiste en limitarse a realizar un seguimiento estricto de la neoplasia e iniciar un tratamiento activo solamente cuando se cumplan ciertos criterios de progresión previamente establecidos por la comunidad científica.

Esta opción terapéutica tiene que responder a un programa que debe incluir una selección de los enfermos y un riguroso control; tal es la base racional de la vigilancia activa de las personas mayores, portadoras de tumores de pequeño volumen y baja malignidad.

En los medios de comunicación, se suele decir a propósito de esta propuesta terapéutica que los enfermos fallecen *con* el cáncer de próstata, pero no *a causa de* él.

Sin embargo, conviene plantear ciertas cuestiones:

- ¿Cuál es la realidad asistencial de esta propuesta?
- ¿Cuál es su grado de aceptación?
- ¿Qué opinan los pacientes cuando se les comunica esta decisión?

La idiosincrasia de la población del norte de Europa (concretamente, de Suecia, Finlandia y Dinamarca) no es la misma que la de algunos países del sur del continente, en particular, de la ribera mediterránea. En relación con estas diferencias, la propuesta de vigilancia activa en la asistencia sanitaria de los países nórdicos suele ser bien acogida y asumida por los pacientes. En cambio, entre los pacientes del sur de Europa, como los españoles o los italianos —no tanto los franceses—, pocos la aceptan.

Esta realidad da lugar a la paradoja de que, pese a que en la actualidad la información proporcionada es mucho mayor, el número de los pacientes que aceptan este enfoque ha disminuido en los

---

Vivencia asistencial

Ante la decisión de adoptar una actitud terapéutica de vigilancia activa, veamos algunas de las reacciones más usuales en el paciente:

- «Esto que usted me propone ¿consiste en no hacer nada mientras yo sigo con el cáncer en el cuerpo?».
- «Únicamente iremos observando cómo evoluciona, pero ¿no tomaré ninguna medicina y no llevarán a cabo ninguna intervención para curarlo?».
- «¿Es esto lo que me propone?».
- «No podré vivir con esta preocupación constante; seré incapaz de soportar la angustia de saber que tengo una bomba dentro del cuerpo y no hago nada para controlarla. Me creará una gran inquietud saber que en cualquier momento esto puede despertar y extenderse por todo mi cuerpo. Perdone, tengo que pensármelo unos días, pero ya le puedo avanzar que no veo nada claro lo que me dice, y los argumentos de que muy probablemente no me moriré del cáncer de próstata no me convencen. Un tumor es un tumor, y, o se saca con cirugía, o se trata y se cura o bien mata, y esto lo vemos todos los días. Ya me angustia bastante saber que tengo cáncer como para encima cruzarme de brazos».

últimos años. Así pues, tanto los enfermos como los profesionales sobrestiman la gravedad de los tumores de bajo riesgo, y hay cierta desconfianza en la exactitud de su estadiaje (determinación de su localización).

La vigilancia activa tiene una relación directa con el concepto de calidad de vida aplicada a los enfermos con patologías graves:

- *Ventajas:* prevención de la morbilidad ocasionada por la terapéutica inmediata (todo tratamiento tiene inconvenientes); minimización del sobretratamiento del tumor poco agresivo, y afectación mínima de la calidad de vida en relación con la perturbación de la rutina habitual del enfermo.

- *Desventajas:* ausencia actual de criterios claros que indiquen una superioridad absoluta si se opta por una intervención terapéutica diferida (en cuanto al cáncer de próstata); inexactitud e incerteza del sistema de estadificación y de los intervalos de progresión; pruebas invasivas (biopsias) y otras pruebas de laboratorio y de imagen repetidas; mayor agresividad y morbilidad de los tratamientos «de rescate», y ansiedad originada al saberse portador de un tumor no tratado.

El concepto de calidad de vida tiene una importancia significativa en la medicina actual. Si bien Aristóteles ya se refirió a ella como «buena vida», esta noción alcanzó su auge durante la década de 1990. Los avances científicos del mundo moderno y los problemas que presenta la humanidad hacen actualmente insoslayable centrar los esfuerzos en el estudio de la calidad de las condiciones y el estilo de vida de las personas como un factor prioritario para entender y proteger la salud y la felicidad del ser humano. Esta valoración debe elaborarse con criterios técnicos, éticos, de la cultura propia de cada comunidad (sentido social) y, evidentemente, del propio individuo (sentido personal). La OMS, consciente de ello, divulga estas pautas de actuación mediante sus instituciones especializadas, como la Organización Panamericana de la Salud (OPS) y el Programa de las Naciones Unidas para el Desarrollo (PNUD).

El sistema asistencial español omite la realidad de que, en la mayoría de las enfermedades, el estado de salud está profundamente influenciado por el estado anímico del enfermo, por los mecanismos de enfrentamiento con las diversas situaciones personales y por el apoyo social. La aplicabilidad del concepto de calidad de vida en la salud y en la enfermedad en un sistema sanitario público como el español requiere que el sistema social cree condiciones para que la vida personal, familiar, social y laboral esté bien regulada y protegida, de modo que el paciente perciba bienestar. El concepto de calidad de vida es una categoría que puede llegar a reducirse a niveles de particularidad, hasta llegar a la expresión individual. Esto es posible porque la calidad de vida no se mide, sino que se valora y se estima a partir de la actividad humana, de una percepción individual previamente educada. Por esta razón, desde una perspectiva personal y comunitaria, hay que valorar y decidir lo que se entiende por calidad de vida, siempre que, obviamente, no se violen la ley, los intereses de la mayoría ni la moral vigente aceptada del lugar.

Los estudios sobre la calidad de vida permiten abordar la causalidad de la salud y de la enfermedad al estudiar la calidad de las condiciones de vida en las que transcurre a diario. Por tanto, coadyuvan a intervenir sobre los riesgos y el grado de vulnerabilidad a las enfermedades, a partir de criterios técnicos, culturales y del grado de equilibrio de la personalidad de cada individuo. Las investigaciones sobre la calidad de vida hacen posible conocer los efectos de la dolencia durante toda su evolución; la imagen social e individual que se tiene de la enfermedad y de su terapéutica; los efectos del tratamiento en el estado de ánimo y las expectativas del enfermo; los efectos del ingreso hospitalario; las relaciones médico-paciente, y las características del apoyo familiar, del análisis de los proyectos de vida y de las formas en las que se percibe globalmente esta situación compleja. La aparición y el desarrollo del concepto de calidad de vida en relación con la enfermedad, la salud y el bienestar son una clara muestra de la integración y el progreso de las ciencias biomédicas y las humanidades, en las que se debe profundizar teórica y metodológicamente, en conceptos y terminología, en la construcción de instrumentos de medida y la investigación de la aplicabilidad y eficacia en el día a día asistencial.

Esta nueva categoría que la medicina actual incorpora progresivamente de forma decidida en la gestión asistencial supone una gran novedad: al tener en cuenta la percepción del enfermo como una necesidad en la evaluación de los resultados de salud, obliga a crear los instrumentos de medida pertinentes. A pesar de que, conceptualmente, la calidad de vida no se mide, sino que se percibe haciendo referencia al propio paciente, a la hora de introducirla en la gestión asistencial es necesario crear instrumentos para medirla y poder establecer comparaciones para tomar las mejores decisiones, por ejemplo, en cuanto a la aplicación indiscriminada de las nuevas tecnologías, la capacidad de prolongar la vida a cualquier precio... Este sería el dilema de la decisión, en el que la cantidad es contraria a la calidad de vida, así como a la distribución de los recursos económicos relacionados con la salud. Ante estos paradigmas, los instrumentos de medida de la calidad de vida facilitan la toma de decisiones. Hay que conocer, por tanto, la opinión de los enfermos.

Tradicionalmente, solo se consideraban válidas las observaciones del médico (datos objetivos); posteriormente, la información procedente del enfermo (datos subjetivos) fue adquiriendo una importancia notoria. Desde entonces se ha dado un paso más, ya que, dejando de lado el debate objetivo contra el subjetivo, aparece un enfoque nuevo, llamado *informacional,* que intenta resolver esta cuestión.

Esta nueva postura equipara en importancia la observación de la enfermedad hecha por el clínico a la percepción por parte del paciente sobre la dolencia, así como a lo que supone un trastorno por parte del entorno (familiar, social y laboral).

En la ardua tarea de evaluación de dichos aspectos resulta útil apoyarse en los cuestionarios que se validan en cada ámbito, que ayudan a conocer:

- La felicidad como estado psicológico personal.
- Los indicadores de medida del bienestar social.
- Perfiles de salud o perfiles de impacto de la enfermedad.

Según recomienda un consenso prácticamente unánime, estos cuestionarios deben reflejar la percepción de las personas sobre dichos aspectos, incluida la de los pacientes.

La introducción de este concepto ha dejado claro un hecho: hoy sabemos que la calidad de vida es una noción eminentemente humana que se relaciona con el grado de satisfacción experimentado por una persona en cuanto a su situación física, su estado emocional, su vida familiar, amorosa, social y laboral, y sus expectativas, estándares y preocupaciones, así como en relación con el sentido que da a su propia vida.

Bibliografía

Antienvejecimiento, longevidad, salud y felicidad. M. D. Muntané. Anthropos, Rubí, 2008.

Aprendiendo a vivir. La enfermedad: descubrir las posibilidades que hay en mí. T. Castillo Arenal. CEAC, Barcelona, 2009.

«Assessment in medical education», R. M. Epstein, *The New England Journal of Medicine,* 2007; 356: 387-96.

Cáncer: biografía de una supervivencia. A. J. Jovell. Planeta, Barcelona, 2008.

Compendi de la peste y de la precaució y curació de aquella. F. Terrades. Impremta Gabriel Guasp, Mallorca, 1590.

Comunicación eficaz. Teoría y práctica de la comunicación humana. G. Ballenato Prieto. Pirámide, Madrid, 2006.

Crónicas del linfoma. J. Comas. Rey Lear Editores, Madrid, 2009; 9-21.

Cuidando al profesional de la salud. Habilidades emocionales y de comunicación. J. L. Bimbela Pedrola. Monografías EASP, 44. Escuela Andaluza de Salud Pública, Granada, 2007.

Del miedo a la sumisión: medicina y Santo Oficio en Mallorca. J. T. Montserrat. Lleonard Muntaner, Palma de Mallorca, 2009.

Diari de Balears Digital, 23 de septiembre de 2009.

Diario Médico. Beatriz Ibaburu. Abril de 2009.

Educación Médica, 2008; 11 Supl. 1.

Educación Médica, 2009; 12(2).

El País, 24 de octubre de 2008.

El Periódico, «Coses de la vida», 15 de septiembre de 2008.

El segundo sexo. S. de Beauvoir. Cátedra, Madrid, 2005.

«Enseñar a ser médico», A. Marañón Cabello, *Educación Médica,* 2008; 11: 57-9.

Estudi de necessitats dels professionals de la medicina relacionades amb el moment de la jubilació. M. Sánchez-Candamio Méndez y A. del Valle Gómez. Fundació Galatea, Barcelona, 2005.

Filosofía. Interrogaciones que a todos conciernen. V. Gómez Pin. Espasa Calpe, Madrid, 2008.

Gaceta Médica, abril de 2009; 20-26.

La crisis de la medicina liberal. H. Hatzfeld. Ariel, Barcelona, 1965.

La fuerza del optimismo. L. Rojas Marcos. Aguilar, Madrid, 2005.

La inutilidad del sufrimiento. Claves para aprender a vivir de manera positiva. M.ª J. Álava Reyes. La Esfera de los Libros, Madrid, 2004.

La relación médico-enfermo. P. Laín Entralgo. Revista de Occidente, Madrid, 1964.

Noticias Médicas, junio de 2009.

«Rotació de metges», P. L. Pineda Lobelle, *El Periódico,* «Cartes al Director», 1 de junio de 2010.

Sensitiv Spiele. Wie man neuartige Kontakte knüpft und überraschungen Erfahrungen macht. Mosaik Verlag GmbH, Múnich, 1976.

Viure amb càncer. Un homenatge. F. Casas. Viena Ediciones, Barcelona, 2000.

Vocabulario de términos médicos y técnicos

adenopatía: aumento del volumen de un ganglio linfoide (tumoral o inflamatorio).

AEU: Asociación Española de Urología.

Alcohólicos Anónimos: grupo de autoayuda formado por alcohólicos y exalcohólicos que desean rehabilitarse.

alfa-bloqueante: medicación para el tratamiento de la obstrucción prostática benigna.

algoritmo: sistema de conducción de un proceso médico, ya sea diagnóstico o de decisión terapéutica.

alteración afectiva: modificación de los sentimientos hacia una persona, animal u objeto.

alteración anatomofuncional: mal funcionamiento de uno o varios órganos y alteración de su estructura macro- o microscópica en situaciones de enfermedad.

alteración morbosa: arcaísmo que denota cualquier proceso patológico.

alucinación: visión de objetos y escenas irreales en pacientes afectados de alteraciones psiquiátricas.

analgésico: calmante del dolor.

antropológico: relativo al ser humano.

auscultación: técnica exploratoria consistente en escuchar los sonidos emitidos por determinados órganos al funcionar (corazón, intestinos, pulmones, etc.).

autobservación: técnica consistente en el examen del propio cuerpo, según ciertas orientaciones médicas, para detectar precozmente alteraciones significativas.

biopsia: extirpación de un trozo de tejido con objeto de analizarlo.

burden: término inglés que denota la percepción de la enfermedad por parte del entorno más inmediato del paciente.

calidad de vida: concepto empleado en la valoración de los resultados de un determinado tratamiento en relación con la vivencia por parte del paciente de su propia enfermedad.

celda renal: compartimento anatómico que contiene al riñón, la glándula suprarrenal y la grasa envolvente.

célula madre: célula precursora de todos los tejidos y órganos humanos.

choque psicológico: afectación grave y aguda de la psicología de una persona causada por un hecho transcendental e imprevisto.

cirugía radical: técnica consistente en la extirpación de un órgano por completo.

cisplatino: medicamento administrado en oncología médica, muy activo en un número importante de tumores y con escasa morbilidad.

cistoprostatectomía radical: intervención quirúrgica consistente en la extirpación completa de la vejiga urinaria, la próstata y las vesículas seminales.

consejo genético: orientaciones propuestas a las familias en las que se detecta una alteración genética que puede provocar alteraciones graves en el futuro.

corporación sanitaria privada: entidad de seguro médico privado.

corpus científico: conjunto de todos los conocimientos sobre una determinada materia.

curas paliativas: tratamientos administrados a pacientes terminales con el objeto de proporcionarles la mejor calidad de vida hasta el *exitus* («muerte», en términos médicos).

deontológico: relativo a la ética.

dermatitis: inflamación o infección de la piel.

descongestivo prostático: medicamento, generalmente de extracto de hierbas medicinales, empleado de forma complementaria en la obstrucción prostática benigna.

diana terapéutica molecular: medicamento que interfiere en los procesos de la carcinogénesis modificando la historia natural de los tumores.

disease: término inglés generalmente equivalente a *enfermedad.*

electrólisis: conjunto de fenómenos que se producen en una solución electrolítica cuando es atravesada por una corriente eléctrica continua.

enfermedad de transmisión sexual: enfermedad que se transmite durante el acto sexual entre individuos anteriormente contaminantes.

enfermedad neoplásica: enfermedad tumoral.

Escherichia coli: bacteria colonizadora más común del tubo intestinal grueso. También es responsable de la mayoría de las infecciones urinarias, especialmente en la mujer esquizofrénica.

exploración endoscópica: técnica que permite visualizar directamente el interior de determinados órganos (intestinos, vejiga urinaria, estómago, etc.).

exploración funcional: técnica que permite comprobar el funcionamiento de los órganos y los sistemas.

exploración para la imagen: técnica que permite visualizar la estructura de los órganos y los sistemas internos.

fecundación *in vitro*: técnica que permite penetrar artificialmente un espermatozoide en un óvulo.

férulas y tracciones: sistemas de combinación de elementos metálicos y piezas que permiten mantener con normalidad la estructura de los huesos y las articulaciones.

fisiopatología: conjunto de reacciones bioquímicas alteradas que permiten entender el mal funcionamiento de un órgano.

gestor/a de casos: dentro de un grupo multidisciplinario, persona encargada de coordinar las órdenes y directrices que recibe el paciente (exploraciones, visitas, interconsultas, etc.).

grupo de ayuda: agrupación de enfermos o exenfermos que intercambian experiencias para mejorar el día a día de la propia enfermedad.

guía clínica: conjunto de normas, consensuadas en la mayoría de los casos, que contienen orientaciones sobre la consecución y el seguimiento de un diagnóstico determinado.

hematuria: alteración consistente en evacuar orina mezclada con sangre.

historia clínica: documento fundamental que recoge todos los síntomas del enfermo, así como los resultados de las exploraciones practicadas, y en el que figuran la orientación diagnóstica y el seguimiento de las visitas.

hormonoterapia: tratamiento basado en la administración de hormonas o en la supresión de estas.

Iasp: sigla inglesa de la Asociación Internacional para el Estudio del Dolor (International Association for the Study of Pain).

ICE: instituto de ciencias de la educación.

ictus: enfermedad vascular cerebral aguda de graves consecuencias.

idea delirante: pensamiento incoherente y confuso.

idea obsesiva: pensamiento persistente y reiterativo que no puede ser controlado.

ileostomía cutánea: vertido a la piel abdominal de un segmento de intestino delgado aislado, al que vierten los uréteres.

illness: término inglés que denota la vivencia por parte del paciente de la propia enfermedad.

Inesme: Instituto de Estudios Médico--científicos.

infarto: obstrucción vascular aguda de las arterias coronarias que comporta una lesión del tejido cardíaco.

inspección: observación atenta.

investigación translacional: investigación concebida y diseñada para ser aplicada a corto plazo.

lancinante: que atraviesa como una lanza.

ludopatía: adicción al juego (naipes, máquinas tragaperras…).

malignización: proceso de transformación de una célula normal en maligna.

marcador molecular: sustancia que indica la localización de un determinado punto de la estructura genética.

mastectomía: extirpación total o parcial de la mama.

medicina molecular: terapéutica basada en el uso de medicamentos muy selectivos en un tipo de enfermedad cuya carcinogénesis se conoce en detalle.

melanoma: tumor maligno de la piel.

metástasis: siembra o implantación a distancia de células del tumor primario.

miasmas: antes de la era científica de la microbiología, efluvios considerados responsables de las infecciones y las epidemias.

mutilación terapéutica: extirpación de una parte del cuerpo, bien visible, como exigencia terapéutica.

mutua de seguro libre: entidad de seguro médico voluntario privado.

OMS: Organización Mundial de la Salud.

ONG: organización no gubernamental.

operación de Bricker: técnica quirúrgica que consiste en verter un segmento del intestino delgado aislado en la piel abdominal a la que previamente se han vertido los uréteres, generalmente después de una cistectomía.

opioide: sustancia alcaloide derivada del opio.

OPS: Organización Panamericana de la Salud.

ostomía: orificio externo abierto quirúrgicamente al que se vierte un órgano interno.

palpación: contacto físico con las manos por parte del profesional para descubrir irregularidades que le orienten en el proceso diagnóstico.

parálisis cerebral: incapacidad de realizar movimientos corporales voluntarios causada por el no funcionamiento cerebral de la voluntad sobre el sistema nervioso periférico.

percusión: método de exploración física que consiste en provocar sonidos mediante golpes con la mano o con los dedos en determinadas zonas del cuerpo para conocer el estado de órganos o tejidos internos.

perfil genético: identidad genética de un ser vivo (animal o planta).

personalidad dual: trastorno del comportamiento consistente en la alternancia de episodios de depresión con otros de exaltación.

placebo: falso medicamento preparado con el mismo aspecto que un fármaco determinado, pero que únicamente contiene productos inertes.

PNUD: Programa de las Naciones Unidas para el Desarrollo.

poliposis familiar: alteración intestinal tumoral hereditaria.

politraumatismo: múltiples roturas óseas y de partes blandas.

primum non nocere: aforismo latino según el cual el primer objetivo de la medicina consiste en no causar daño.

proceso infeccioso: brote infeccioso.

protocolo-ensayo: conjunto de pruebas y estudios para evaluar los resultados de un medicamento.

PSA: sigla inglesa del antígeno prostático específico.

psicología conductista: corriente terapéutica que consiste en intentar curar modificando los hábitos conductuales del paciente.

psoriasis: enfermedad cutánea del colágeno que consiste en la aparición de costras y escamas en varias zonas de la piel, de forma aleatoria.

reparación de tejidos: técnica terapéutica que consiste en intentar reparar de forma natural los tejidos dañados por una enfermedad.

retinoblastoma: tumor maligno del ojo.

retroalimentación: reacciones bioquímicas que se autorregulan.

señal de transducción genética: técnica de laboratorio utilizada para identificar segmentos o reacciones del genoma.

signos y síntomas clínicos: conjunto de alteraciones que configuran una enfermedad.

somático: relativo al cuerpo, orgánico.

supresión androgénica: eliminación, independientemente de la técnica utilizada, de las hormonas masculinas.

terapia génica: terapéutica moderna en fase experimental que consiste en intentar normalizar la estructura genética alterada mediante la inoculación de vectores virales.

trabajo multidisciplinario: sistema de organización asistencial formado por un conjunto de diferentes especialistas en una materia concreta.

ubi pus ibi evacua: aforismo latino según el cual una acumulación de pus (absceso) debe ser drenada.

unidad del dolor: organización asistencial que atiende cualquier tipo de dolor con métodos adecuados a cada paciente.

verruga: tumoración cutánea, pequeña, filiforme y rugosa, generalmente benigna.

vigilancia activa: técnica terapéutica que consiste en no administrar ningún tratamiento al paciente, que es controlado mediante análisis, pruebas funcionales y pruebas de imagen periódica y seguidamente, cuyas variaciones indicarán cuándo debe llevarse a cabo el tratamiento.

VIH: virus de la inmunodeficiencia humana.

wait and see: expresión inglesa que denota una actitud terapéutica parecida a la vigilancia activa, consistente en «esperar y ver».

PARTE II

Biel Fortuny

La relación médico-paciente en el siglo XXI. Visión desde el *management*

El entorno sanitario en transición

Hasta el año 2011, el sistema sanitario público español era de acceso universal y financiación pública. Pese a las restricciones que, desde entonces, se han impuesto a la población inmigrante en situación irregular en función de cada una de las comunidades autónomas, así como a los profesionales que no han cotizado directamente a la Seguridad Social, este sistema es considerado uno de los mejores por lo que se refiere a integración, cohesión, equidad y calidad, con un coste mínimo y muy buenos profesionales. Sin embargo, en cuanto a la satisfacción de las expectativas de los pacientes y de sus familiares, podemos afirmar que todavía es mejorable.

En relación con la salud, la situación de España es positiva, ya que la esperanza de vida de su población es la más alta de Europa; además, los resultados clínicos están al nivel de los países más avanzados.

Desde la década de 1990 han tenido lugar cambios sociales, culturales, económicos y tecnológicos importantes, así como en el estilo de vida, que han afectado ámbitos muy diversos, como el sanitario. El papel más activo que actualmente desempeña la ciudadanía no es, por tanto, fruto de la casualidad, sino de los cambios acontecidos en las sociedades occidentales desarrolladas. Al mismo tiempo que estas se han transformado, han surgido nuevos canales de participación para la ciudadanía y, como era de prever, se han despertado inquietudes y expectativas nuevas. Estos cambios producidos en el entorno de la sanidad pueden englobarse en el concepto de la llamada *transición sanitaria,* que denota el conjunto de los fenómenos que afectan a los sistemas sanitarios y que aparecen en mayor o menor grado de implicación asociados a los cambios generales en el sistema social.

El médico y sociólogo Albert J. Jovell,[1] director general de la Fundació Josep Laporte y del Foro Español de Pacientes, señala la existencia de nuevas transiciones: demográfica, educativa, epidemiológica, tecnológica, económica, judicial, mediática, política y ética.

- En la *transición demográfica* aumentan las necesidades sanitarias asociadas a la longevidad; como consecuencia de la asociación entre esperanza de vida y disminución de los nacimientos, pueden limitarse los recursos económicos disponibles, y se produce más demanda de la competencia cultural para atender de forma respetuosa las necesidades generadas por la diversidad étnica. De la misma manera, se produce una feminización creciente de la profesión médica, con lo que se modifica la asignación tradicional de funciones profesionales sanitarias asociadas al sexo.

- En la *transición educativa,* que ha supuesto la aparición de un nuevo modelo de paciente, el afectado está más informado y participa de manera más activa en la toma de decisiones que afectan a su salud o a la de sus familiares. Esta evolución de los pacientes de un papel pasivo a otro más activo determina la transición del modelo de relación médico-paciente paternalista a una concepción más deliberativa, en la que el paciente discu-

---

[1] Los profesionales citados a lo largo de este texto se encuentran referenciados en la bibliografía de esta «Parte II. La relación médico-paciente en el siglo XXI. Visión desde el *management*».

te con su médico sobre la idoneidad de las diferentes pruebas diagnósticas y de los tratamientos.

- En la *transición epidemiológica,* el modelo agudo de enfermar ha sido sustituido por otro caracterizado por la enfermedad crónica. El paciente crónico acumula más conocimiento y experiencia propia como enfermo. Este hecho le proporciona más capacitación para participar en el control de su enfermedad, evaluar la asistencia sanitaria recibida y tomar decisiones adecuadas con relación a las distintas estrategias diagnosticadas y terapéuticas que le puede plantear su médico. Esto supone tener más conocimiento sobre la importancia de la autocuración y la necesidad de adoptar comportamientos sanitarios responsables.

- La *transición tecnológica* ha supuesto que la ciudadanía disponga de más información sanitaria por medio de internet. El avance tecnológico se ha producido de manera muy rápida; como consecuencia, en muy pocos años, se ha pasado de una estricta restricción de los conocimientos médicos, únicamente accesibles a los profesionales, a la disponibilidad universal de mucha más información para toda la ciudadanía. Este salto tecnológico se ha producido en ausencia de normas sobre qué criterios de calidad debe seguir la información disponible para los pacientes, y ha superado la capacidad de los profesionales de la salud y de los enfermos para asimilar el fenómeno. Esto requiere la introducción de mecanismos de evaluación que permitan adecuar las innovaciones producidas por los avances científicos a los valores de eficiencia, calidad y equidad propios de los sistemas sanitarios.

- En la *transición económica,* las consecuencias de esta índole deben responder a dichos valores y no conducir a un modelo de gestión orientado a la contención de costes —la denominada *medicina basada en el presupuesto*— o a la simple producción de beneficios económicos corporativos.

- La *transición judicial* debe evitar la adopción de la denominada *medicina defensiva,* caracterizada por la finalidad equivocada de reducir el riesgo de demandas judiciales.

- La *transición mediática* ha supuesto más presencia de las noticias sobre salud y sanidad en los medios de comunicación, la conversión de estos medios en agentes de información sanitaria y la generación de corrientes específicas de opinión pública. Los medios de comunicación contribuyen a crear estados de opinión y a condicionar actitudes en los usuarios de la sanidad, de modo que pueden influir muy directamente en los contenidos de la agenda política sanitaria. Un ejemplo de esta situación lo constituye la decisión del National Institute for Health and Clinical Excellence (Nice) británico de autorizar al National Health Service la financiación pública del interferón beta en el tratamiento de la esclerosis múltiple, a pesar de su relación coste-efectividad. Este cambio de decisión fue motivado por la presión de las asociaciones de pacientes.

- La *transición política* debe suponer más democratización de los servicios de salud, así como la transformación de un modelo paternalista de la relación gobierno-ciudadanía en otro más participativo. Esta transición puede condicionar una organización de la sanidad que responda más a demandas y a presiones sociales que no a necesidades reales de la población que la financia.

- Finalmente, el conjunto de los cambios en el entorno sanitario y en las expectativas de la sociedad, promovidos por las mencionadas transformaciones, determinarán una *transición ética.*

Esta transición estará caracterizada por la multiplicidad de los valores que acompañan el ejercicio de la profesión médica, en su relación tanto con las corporaciones sanitarias y sus dirigentes como con los pacientes y la sociedad.

De este modo, los cambios asociados a las transiciones aquí expuestas determinan un nuevo modelo de profesional de la medicina, que debe definirse mediante un contrato social específico entre profesión médica y sociedad. Este nuevo modelo de profesional debe desempeñar diferentes funciones, con la finalidad de responder mejor al cambio social emergente.

Evolución histórica de la relación médico-paciente

Tradicionalmente, los profesionales han considerado la relación médico-paciente un pilar esencial del ejercicio médico. Por otro lado, esta es reclamada por los pacientes como un derecho cuya existencia, ante el imparable avance de la «tecnificación» de la asistencia médica, ven peligrar. Unos y otros emplean extensamente esta noción, en ocasiones con significados en cierta medida contrapuestos. En este capítulo, denominaremos *relación médico-paciente* a la manera en la que interaccionan el profesional y el paciente o su familia, y al trato que se ofrecen ambas partes. Esta interacción constituye, básicamente, un proceso de comunicación, de intercambio entre personas; para cada paciente, para cada profesional, puede representar significados distintos, dado que la relación se ve especialmente influida por la percepción y la experiencia de cada individuo. Hay que tomar en consideración que la relación médico-paciente en el contexto clínico tiene como finalidad ayudar, conseguir un vínculo terapéutico y aliviar al paciente; por ello podemos afirmar que su función en el ejercicio de la medicina es primordial.

En un estudio del año 2004, llevado a cabo en un área de atención primaria en España, I. Barca, especialista en medicina familiar y comunitaria, y colaboradores suyos pusieron de manifiesto que, aunque los médicos informaban a los pacientes en más del 88 % de los casos sobre el tratamiento que debían seguir, solo el 9,35 % de los pacientes fueron advertidos de las posibles complicaciones o de las precauciones necesarias en relación con dicho tratamiento. Además, el 69 % de estos no participaron en la toma de decisiones sobre el tratamiento, y el 75 % no tomó parte en la decisión sobre las pruebas complementarias que debían realizarse. Parece lógico pensar que aún existen ciertas barreras y que no todos los pacientes saben qué, cómo y cuándo preguntar, aunque la realidad sugiere que desean obtener tales conocimientos. En otro estudio consultado se aprecia que los médicos residentes de medicina familiar y comunitaria pierden interés por los aspectos personales y contextuales del paciente durante el último año de residencia, al mismo tiempo que su capacidad para negociar empeora.

Roger Ruiz Moral, especialista en medicina familiar y comunitaria, identifica cuatro tipos básicos de relación entre médicos y pacientes (véase la figura 1), según el grado de control ejercido por cada uno de los actores sobre la interacción.

Cuando el médico domina la relación y toma las decisiones que cree más convenientes para el paciente, se hace referencia a una re-

		Control ejercido por el paciente	
		Alto	Bajo
Control ejercido por el médico	Alto	Deliberativo	Paternalista
	Bajo	Consumista	Ausente

Figura 1. Tipos de relación médico-paciente según el control ejercido por cada una de las partes.

lación «paternalista». La tarea del paciente consiste en cooperar con los consejos del médico, es decir, en hacer lo que se le manda («cumplir las órdenes médicas»). Esta es la manera tradicional de relación médico-paciente y aún es muy común en el entorno actual. Funciona mejor con los pacientes con un nivel educativo bajo y que aceptan de buen grado la autoridad.

En cambio, los pacientes más jóvenes, con un nivel educativo elevado y más escépticos, suelen ser más asertivos y exigentes, ejercen más control que el médico y da la impresión de que su relación con el profesional se limita al «consumo» de servicios sanitarios (modelo «consumista» de relación). Mientras las peticiones de estos pacientes son consideradas razonables por parte de los médicos, la relación funciona perfectamente, a pesar de que el profesional no deja de albergar la duda de si el paciente confía realmente en él o si, simplemente, lo utiliza.

En el modelo que resalta la coparticipación («deliberativo»), el control y el poder en la relación están equilibrados entre médicos y pacientes, ya que se trata de un «encuentro entre expertos» en el que cada uno se esfuerza en aportar y responsabilizarse en la medida de sus posibilidades. Este es el modelo que más se invoca cuando se trata de conseguir relaciones maduras con los pacientes.

Por último, en algunos casos, ni los pacientes ni los profesionales ejercen un control suficiente, por lo que la relación es considerada «ausente» y los pacientes pueden llegar a abandonar los tratamientos al considerar que no se les ha prestado la atención necesaria o que el médico es incompetente o insensible.

La manera de entender y practicar la atención médica está cambiando sensiblemente desde hace algunos años. El modelo tradicional, centrado en el profesional, en el que prevalecían la experiencia y los conocimientos y las habilidades técnicas, ha ido transformándose en un modelo centrado en el uso adecuado de los recursos. La evidencia disponible y la dedicación eficiente de los recursos son los ejes de la actividad clínica, junto con la aparición de un nuevo modelo de paciente y el establecimiento de una *atención sanitaria centrada en el paciente* (véase la tabla 1). Una verdadera atención centrada en el paciente consiste en conocer realmente sus necesidades y deseos, con una aproximación sin prejuicios a los pacientes y a sus cuidadores, y en intentar entender cómo ven, en realidad, las cosas.

Evitar demoras en el diagnóstico y en el tratamiento de la enfermedad
Entrenar a los profesionales de la salud en habilidades de comunicación y en humanidades
Establecer modelos de contratos terapéuticos entre profesionales y pacientes, en los que se designe un profesional como tutor o responsable del enfermo
Promover un modelo de atención integral que incluya el apoyo psicológico desde el inicio del proceso de la enfermedad
Integrar al paciente y a los familiares en la organización de la asistencia sanitaria
Favorecer una mejor coordinación entre servicios y niveles asistenciales
Promover la solidaridad social con los enfermos, evitando la discriminación laboral y desmitificando la sensación de tragedia asociada a la enfermedad
Establecer servicios multidisciplinarios de apoyo de veinticuatro horas para situaciones de crisis y urgencias
Integrar los principios de la Declaración de Barcelona en la asistencia sanitaria
Escoger representantes de los pacientes como miembros de los gobiernos corporativos de las instituciones sanitarias

Tabla 1. Bases de la atención sanitaria centrada en el paciente.

Sin embargo, hay que reconocer que, para el profesional, centrarse en cada uno de los pacientes de manera efectiva es una empresa difícil, ya que existe una gran diversidad de variables que dependen de la persona, del problema que presenta, de las circunstancias, de los propios profesionales, de la relación con el paciente y demás. En primer lugar, hay evidencias que muestran la dificultad de adaptación a determinados tipos de pacientes; se trata generalmente de aquellos que, en cierta medida, son «diferentes» de los profesionales, especialmente en lo que concierne al nivel cultural y socioeconómico, como los inmigrantes o los que pertenecen a minorías, los adolescentes y las personas mayores. También surgen dificultades cuando los pacientes presentan determinados problemas de salud, normalmente aquellos para los que el profesional no está especialmente preparado, con los que no se encuentra familiarizado o que no son de su interés. Suele tratarse de dolencias o enfermedades carentes de soluciones biomédicas sencillas, o que representan en cierto modo un tabú social o personal (en aquellos casos en los que la propia historia familiar y personal del médico constituye una barrera para tratarlos y solucionarlos, lo que, además, no suele reconocerse conscientemente con facilidad): el alcoholismo, la violencia doméstica, las somatizaciones, el VIH o el sida, entre otros. Finalmente, ciertos aspectos personales obstaculizan una atención óptima a cada uno de los pacientes: las limitaciones físicas (generalmente, no se trata igual al paciente de las nueve de la mañana que al de la una del mediodía), cognoscitivas (no es sencillo mantenerse al corriente en todo lo que presentan los pacientes) o emotivas (a menudo resulta muy difícil evitar y superar completamente los sentimientos negativos experimentados ante algunos pacientes).

Para conseguir comprender al paciente hay que conocer sus expectativas, tanto clínicas como relacionales y de confort. En este sentido, conviene destacar que, en el año 1993, Josep Santacreu creó el único «hotel de pacientes» existente en España, concretamente, en el complejo hospitalario Juan Canalejo Marítimo de Oza de

A Coruña, al objeto de facilitar el alojamiento hotelero a aquellos usuarios que lo requieran para su diagnóstico o tratamiento. En su tesis doctoral, Santacreu demuestra un mayor grado de satisfacción por parte de los pacientes y de eficiencia clínica de los profesionales, en comparación con la hospitalización tradicional.

El paciente del siglo XXI

Hay varios derechos formalmente reconocidos a los pacientes, relacionados de forma directa con la información necesaria para que puedan participar en las decisiones relativas a su salud, que en los últimos años han recibido un apoyo normativo expreso. Se puede establecer el inicio de esta legalización en la pionera ley catalana 21/2000 sobre los «derechos de información relativos a la salud y la autonomía del paciente, y la documentación clínica». Desde la Declaración de Barcelona (2003), los foros y asociaciones de pacientes impulsan la incorporación de la voz del paciente en el acto médico; es decir, por un lado, que médicos y pacientes trabajen conjuntamente, y, por otro, que los pacientes se involucren más a fondo en la toma de decisiones. Los diferentes estudios realizados en el ámbito de la Fundació Biblioteca Josep Laporte y el Foro Español de Pacientes, así como el análisis de los distintos barómetros sanitarios llevados a cabo por el Centro de Investigaciones Sociológicas (CIS), permiten observar que los pacientes están desempeñando nuevos roles en su relación con los profesionales de la salud y con los servicios sanitarios de los que se benefician.

Esta mayor implicación de los pacientes y de sus familiares en la atención de su salud condiciona tanto la definición de lo que constituye una necesidad médica como la demanda de los servicios sanitarios. Algunas de estas demandas aparecen recogidas en la Declaración de Barcelona de las Asociaciones de Pacientes del año 2003 (véase la tabla 2) y en la Agenda Política y Social del Foro Español de Pacien-

1. Información de calidad contrastada y que respeta la pluralidad de las fuentes
2. Decisiones centradas en el paciente
3. Respeto a los valores y a la autonomía del paciente informado
4. Relación médico-paciente basada en el respeto y la confianza mutua
5. Formación y entrenamiento específico en habilidades de comunicación para profesionales
6. Participación de los pacientes para determinar las prioridades en la asistencia sanitaria
7. Democratización formal de las decisiones sanitarias
8. Reconocimiento de las organizaciones de pacientes como agentes de la política sanitaria
9. Mejora del conocimiento que tienen los pacientes sobre sus derechos básicos
10. Garantía del cumplimiento de los derechos básicos de los pacientes

Tabla 2. Decálogo de los pacientes
(Declaración de Barcelona de las Asociaciones de Pacientes).

tes «251.000 razones para ser escuchados» (www.webpacientes.org), así como desde la Universidad de los Pacientes (www.universidadpacientes.org), cuya misión consiste en formar pacientes, familiares, voluntarios y ciudadanos en temas relacionados con la salud y los servicios sanitarios.

Varios autores han descrito diferentes tipos de pacientes. Así, Albert J. Jovell aporta el concepto de «paciente informado/activo» para referirse a aquel que, preocupado por su salud, se hace responsable de obtener la mejor asistencia sanitaria posible y de controlar la evolución de su enfermedad. En ocasiones, este papel es asumido por un familiar directo del paciente. Dicho concepto está vinculado al *empowerment* de los pacientes, término que define a las personas que tienen el conocimiento y las habilidades necesarias para hacerse responsables de su propia salud y establecer un modelo deliberativo de relación con los profesionales que las atienden. Estos pacientes, por tanto, definen objetivos terapéuticos y adoptan, de manera compartida con sus médicos, las decisiones que les permiten asumir estos objetivos. Se trata de pacientes más conscientes de sus dolencias o enfermedades y más comprometidos con la mejora de su salud y de la asistencia que reciben, que presenta un grado más elevado de cumplimiento terapéutico. Del mismo modo, estos pacientes son más colaboradores con sus médicos y gestionan de forma más efectiva y eficiente el tratamiento clínico de la enfermedad. Además, un paciente activo es un *paciente experto,* que puede ayudar a otros enfermos a ejercer mejor sus derechos y puede contribuir a la mejora de la calidad de los servicios de salud.

El Programa Paciente Experto del Institut Català de la Salut (ICS) —basado en experiencias desarrolladas en otros países, como Gran Bretaña, que han demostrado evidencia científica de efectos positivos para la salud— tiene como finalidad mejorar la comprensión de la enfermedad crónica por parte de los pacientes mediante el intercambio y la transferencia de conocimientos del paciente experto con el resto de los enfermos, para promover cambios de hábitos que mejoren su calidad de vida y la convivencia con la enfermedad. El Programa Paciente Experto del ICS consta de nueve sesiones de una hora y media de duración a lo largo de unos dos meses y medio. Las sesiones incluyen una parte teórica y otra práctica. El número de participantes se limita a diez y destaca el hecho de que el conductor de las sesiones ha experimentado en persona los síntomas y los problemas que se tratan, y es, por tanto, quien más adecuadamente puede dirigirse a otras personas que han padecido las mismas experiencias. Desde el año 2009, el ICS ha ampliado este programa a pacientes con enfermedad pulmonar obstructiva crónica (EPOC) y con tratamiento anticoagulante oral. Además, diferentes grupos de profesionales sanitarios de la organización ya están trabajando con el objetivo de hacer extensivo el Programa Paciente Experto del ICS a otras patologías crónicas, como la diabetes mellitus o la ansiedad.

Por otra parte, el psicólogo José Joaquín Mira describe el «paciente competente» como aquel que tiene acceso a información sanitaria y que utiliza este conocimiento en beneficio propio y de la comunidad, para afrontar eficazmente procesos de enfermedad y para hacer un uso eficiente de los recursos sanitarios disponibles. Se trata de un paciente que, ejerciendo de forma responsable su autonomía, se implica en las decisiones clínicas y mantiene una relación de respeto hacia la experiencia y los conocimientos clínicos de los profesionales sanitarios. Refiriéndose a la percepción del riesgo, Carlos Aibar, especialista en medicina preventiva, introduce la noción del «paciente consecuente» como una progresión del paciente informado. Mientras que este último dispone de datos e información suficientes sobre el riesgo, el paciente consecuente es el que actúa de acuerdo con las ideas o teorías que sostiene para mantener su propia salud.

Durante el año 2005, Rosa Suñol y otros colaboradores de la Fundación Avedis Donabedian estudiaron cómo los distintos sistemas de acreditación sanitaria tratan los derechos de los pacientes. Los estándares de los derechos de los pacientes de los diferentes sistemas de acreditación fueron agrupados según la cuestión que trataban. En este contexto, se establecieron nueve materias principales: información al paciente, intimidad, trato y apoyo emocional, protección del paciente, protección de la autonomía, donación de órganos, código de derechos del paciente, expresión de quejas y reclamaciones, y ética de la organización y nuevos derechos. Como resultado, se comprobó que no todos los sistemas de acreditación estudiados incluían un capítulo sobre los derechos de los pacientes. A pesar de las diferencias observadas en el estudio, la cobertura que los sistemas de acreditación dan a los derechos de los pacientes, tanto por lo que se refiere a la profundidad del análisis como a los aspectos concretos que cubren los estándares, es tratada por todos los sistemas de acreditación analizados.

El profesionalismo en el siglo XXI

La palabra inglesa *professionalism* designa un movimiento de carácter ético que se originó en ámbitos académicos de Estados Unidos en la década de 1980, según el cual se definen los rasgos esenciales de la buena práctica de la profesión médica. Incluye aspectos como la reflexión sobre los valores de la profesión, la actuación (praxis) profesional correcta y las implicaciones curriculares en pregrado y posgrado. El American Board of Internal Medicine (Abim) define *professionalism* como un «conjunto de principios y compromisos» para mejorar los resultados de salud del paciente y maximizar su autonomía mediante la creación de relaciones caracterizadas por la integridad, la práctica ética, la justicia social y el trabajo en equipo. Estos fundamentos han sido ampliamente secundados en Cataluña, desde la patronal (Boi Ruiz), la gestión (Manel del Castillo, Biel Fortuny), el liderazgo clínico (Francesc Cardellach, Miquel Vilardell), la universidad (José Antonio Bombí), el mundo asociativo y colegial (Helios Pardell, Albert Oriol), etc.

Hoy en día, parece que, cuanto más aprenden sobre cómo tratar enfermedades, más desaprenden los médicos sobre cómo tratar a los enfermos. Por otro lado, la desvirtuación progresiva de la profesión médica comporta un riesgo elevado de desmotivación, insatisfacción y pérdida de autoestima, que acaba traduciéndose en una atención sanitaria con una calidad inferior. Todo esto conduce a una situación de desinterés y desconfianza en el profesional, que promueve la adopción de la medicina como una ocupación y no como una profesión, lo que constituye un ejercicio claro de dimisión profesional. En estas circunstancias, ¿cómo se puede ser capaz de ofrecer estima a un paciente si se pierde la autoestima? Hay que recordar que lo contrario a cuidar es descuidar. La tabla 3 reúne los aspectos clave del profesional médico del siglo XXI.

Manel Peiró, vicedecano de Esade, en su tesis doctoral, *Lleialtats contraposades? El compromís dels metges amb l'hospital i amb la professió*

Compromiso con la competencia profesional. Privilegio de disponer y mantener estándares de calidad para poder justificarlo, tanto desde el punto de vista particular como de equipo, y de la profesión en su conjunto

Compromiso de honestidad con el paciente. Firme adhesión a un código de valores morales. Mantenimiento de la integridad profesional de naturaleza moral y colegiada y disposición a justificarla

Deber de confidencialidad. Prevención de conflictos de intereses y capacidad para marcar límites

Deber de mantener una relación adecuada con los pacientes. Sentimiento de obligación o de impulso emocional a actuar en el mejor beneficio del paciente, en la línea del juramento hipocrático o de sus equivalentes modernos. Respeto a las características personales y biográficas del paciente

Compromiso personal en la curación del paciente. Capacidad de perdonar. Priorización del paciente «en la propia agenda», como una preocupación «personal»

Compromiso de mantener una mejora en la accesibilidad a la atención de la salud. Colaboración en la mejora del acceso de la población a la cura profesional y a la distribución justa de los recursos. Toma de decisiones a favor del paciente y de la sociedad con total libertad. Compromiso de distribuir recursos escasos de manera justa entre la población

Actitud empática, comprensiva y compasiva. Favorecimiento de la autonomía del paciente. Preocupación por el bienestar de los demás, lo que conduce a situar las necesidades del paciente por delante de las propias. Reconocimiento y respeto de la pericia profesional de otros colegas y colaboración con estos en interés de los pacientes

Obligatoriedad de usar la propia pericia profesional en beneficio de la sociedad y el bien común, y de poderlo justificar

Compromiso de conocer, crear y usar el conocimiento científico. Saber y mantenimiento de los conocimientos y habilidades relevantes de la práctica médica

Continúa

Continuación

Conocimiento de los puntos fuertes y débiles de sí mismo. Prudencia en la aplicación de técnicas o terapias, *primum non nocere*
Compromiso de mantener la confianza del paciente y la sociedad y de resolver conflictos. Adopción de una actitud abierta ante las críticas y de una postura comprensiva y flexible con la discrepancia
Compromiso con las responsabilidades profesionales. Actuar para el bien público, de conformidad con los derechos humanos del paciente

Tabla 3. Aspectos clave del profesional médico del siglo XXI.

(«¿Lealtades contrapuestas? El compromiso de los médicos con el hospital y con la profesión»), llega a las conclusiones siguientes: en general, los médicos están satisfechos con su trabajo, actúan de manera organizativamente cívica, están comprometidos con el hospital (mediante el servicio) a pesar de que no perciben que se les dé apoyo (el hospital representado por el jefe de servicio) y le profesan solo una lealtad aceptable. De su análisis de clústeres se desprende que la relación entre el compromiso organizativo y el profesional adopta cuatro formas, entre las cuales destaca la segunda como la más numerosa, la de los «triunfadores comprometidos», integrada por los profesionales que se sienten más comprometidos con el hospital, con el servicio, con el jefe de servicio y con la profesión. Se trata de veteranos, con una proporción notable de jefes de servicio y de facultativos que compatibilizan la práctica profesional asalariada y la privada.

En este sentido, parece necesario avanzar y convertir el «todo para el paciente pero *sin* el paciente» en el «todo *con* el paciente». Además de «pensar juntos», propio de los ámbitos de representación ciudadana y característico de cierto paternalismo o despotismo benevolente, hay que dar un paso más y «decidir y actuar unidos» para mejorar, de manera efectiva, la calidad y la seguridad del paciente. No es un camino sencillo. La dificultad de conseguir cambios en la forma de pensar y de actuar no radica tanto en la innovación que supone como en la supresión de las ideologías tradicionales. Por este motivo, los cambios son necesarios, tanto para conseguir pacientes más activos, expertos, competentes y consecuentes como para formar a profesionales con actitudes y destrezas para comunicarse y alcanzar compromisos con los pacientes. Así, se requieren profesionales en gestión sanitaria facilitadores de este nuevo marco relacional entre médicos y pacientes.

Es en este contexto en el que debe introducirse la figura del personal directivo innovador. El directivo es la persona que tiene una visión de futuro y la responsabilidad de establecer objetivos; que organiza recursos, motiva y se comunica con su equipo; que desarrolla las capacidades de sus colaboradores y mide los resultados de la organización. Por tanto, sin buenos directivos, difícilmente podremos avanzar hacia la racionalización y la sostenibilidad de un sistema público comprometido con toda la ciudadanía. Ha llegado, pues, el momento de reconocer el valor de los profesionales de la dirección pública, y de lograr asimismo que esta tarea resulte más atractiva, tanto desde el punto de vista salarial como de reconocimiento, para los directivos más brillantes y con más capacidades. Si conseguimos esto, podremos hacer frente, con solvencia, a los retos de la sostenibilidad del sistema sanitario con los que, como sociedad, nos tendremos que enfrentar a lo largo de los próximos años.

De las cartas de derechos y deberes a la de compromisos

Actualmente, los aspectos de protección y defensa de los pacientes se han ido consolidando de forma progresiva, sobre todo mediante la creación de un marco normativo y legislativo de acuerdo con la modernización del sistema sanitario. Sin embargo, y a pesar del gran progreso conseguido en relación con los derechos de los pacientes, son numerosos los estudios que ponen de relieve el aún elevado grado de desconocimiento de estos derechos y deberes. Joan Guix, director de la Agència de Protecció de la Salut del Baix Camp (Tarragona), en su tesis doctoral, analizó las actitudes y las percepciones de pacientes y profesionales médicos y de enfermería por lo que se refiere a los derechos de los pacientes en el ámbito de los hospitales públicos del sector sanitario de Reus (Tarragona). Guix destaca que expacientes y profesionales de enfermería identifican los derechos a la información y la autonomía del paciente como los más importantes, mientras que, para los médicos, las dos dimensiones más importantes son el derecho a la autonomía y el derecho a la formulación de la opinión del paciente. Una minoría de los pacientes es reticente a la toma de decisiones. Las mujeres, los más jóvenes y las personas con niveles de educación altos son más favorables al respeto de la autonomía del paciente. Hay posiciones menos partidarias de las visiones «autonomistas» por parte de los pacientes, en comparación con las posturas más favorables por parte de los médicos y radicalmente partidarias por parte del personal de enfermería. En opinión del autor, los derechos de los pacientes no son suficientemente conocidos y el derecho a la información es valorado como más importante que el derecho al ejercicio de la autonomía.

Para finalizar este capítulo, conviene destacar la experiencia innovadora de la puesta en marcha y certificación de la Carta de Compromisos de Gestión Sanitaria de Mallorca (Gesma), una empresa pública integrada en el Servicio de Salud de las Islas Baleares. Su ámbito de actuación es la atención sociosanitaria de carácter hospitalario, comunitario y residencial. Tiene asignadas, como población de referencia, a personas de edad avanzada con enfermedad crónica evolutiva con grados variables de dependencia y discapacidad, a personas en estado terminal y a otras con precariedad social y enfermedad mental crónica. Dispone de tres centros hospitalarios, complementados con dispositivos comunitarios de rehabilitación, de apoyo a la inserción laboral y servicios residenciales para pacientes mentales, todos ellos coordinados con el resto de los recursos asistenciales y sociales.

En el Pla Estratègic Ben Atès («Plan Estratégico Bien Atendido») 2008-2011, se dice: «Gesma ofrecerá una atención cálida, interdisciplinaria, personalizada y segura a todos sus pacientes y familiares».

Un paso más hacia la introducción de la medicina centrada en el paciente lo constituyen las «cartas de compromisos». Se trata de un documento mediante el cual una organización informa de antemano a la ciudadanía sobre el tipo de servicios que puede esperar y, sobre todo, sobre los compromisos de calidad que asume toda la organización.

En el año 2009, un equipo interdisciplinario coordinado por Eduard Guash, desde la unidad de gestión de la calidad, elaboró la primera carta de compromisos, que consta de diez objetivos (véase la tabla 4), con sus correspondientes responsables operativos, indicadores y estándares de cumplimiento. La carta, aprobada por el máximo órgano de gobierno de Gesma, se distribuye junto con otra documentación de acogida en el momento del ingreso. El mecanismo que asegura, de forma pública y notoria, el rigor del cumplimiento de una carta de estas características es la certificación realizada por un organismo independiente de la propia organización interesada. Así, una vez finalizado el proceso de elaboración de la carta y de evaluación interna del grado de cumplimiento de los estándares de cada uno de los diez compromisos, se iniciaron los trámites para su certificación de acuerdo con las recomendaciones de Aenor y, así, el 3 de febrero de 2010, Gesma consiguió la certificación UNE 93200:2008, de modo que se convirtió en la primera carta de compromisos sanitarios certificada en España.

Siguiendo las aportaciones del psicólogo Xavier Clèries, el futuro puede ser muy interesante, siempre que la sanidad pública no quede estrangulada presupuestariamente. Un médico cada vez más atareado, cada vez con menos tiempo por paciente, puede rechazar todo lo que le pueda suponer más esfuerzo. La estructura peculiar del sistema público nos lleva a la paradoja de que el profesional teme forjarse un prestigio entre la población, ya que sabe que de ello deriva una mayor

1. En el momento del ingreso proporcionamos una recibida cordial y la información básica para facilitar el proceso de adaptación y estancia en nuestros hospitales.
2. Durante la estancia en nuestros centros, los pacientes tienen asignado un profesional sanitario de referencia.
3. Siempre que la dieta prescrita lo permita, los pacientes tienen la posibilidad de escoger entre dos menús; en función de sus necesidades de salud o culturales podrán disponer de un menú específico.
4. Facilitamos un programa participativo de actividades de tiempo libre orientadas a los pacientes del área de salud mental y un espacio adecuado como sala de lectura y ocio en las unidades de hospitalización sociosanitaria.
5. Nos interesa conocer la opinión de los pacientes y de sus familiares; por eso elaboramos una encuesta de carácter confidencial sobre el funcionamiento y el confort de nuestros centros, así como sobre la atención recibida.
6. Atendemos las reclamaciones y las sugerencias de los pacientes y procuramos resolver las incidencias en un plazo de cuarenta y ocho a setenta y dos horas, mientras que, para la respuesta formal y por escrito, el plazo no supera los treinta días. Si el paciente ha sido dado de alta, nos comprometemos a informarle por teléfono y, posteriormente, por escrito.
7. Atendemos la problemática social de los pacientes facilitándoles los trámites para el acceso a los recursos sociales de nuestra comunidad.
8. Mejoramos la accesibilidad a la información sobre la situación de cada paciente, directamente o al familiar designado expresamente, y procuramos que la información sea comprensible, adaptada y suficiente, y en el horario lo más adecuado posible a sus necesidades. Cuando los pacientes son dados de alta, se les proporciona un informe escrito para facilitarles la continuidad asistencial en cualquier dispositivo sanitario o social al que se dirijan.
9. Respetamos la dignidad, la intimidad y la autonomía de los pacientes, así como la confidencialidad requerida durante la estancia en nuestros centros. Si es necesario, acompañamos o brindamos apoyo emocional y espiritual en los últimos momentos de la vida.
10. Damos a conocer los resultados de la evaluación anual de nuestros compromisos.

Tabla 4. Carta de Compromisos de Gestión Sanitaria de Mallorca (Gesma).

presión asistencial sin ninguna contrapartida. Estas y otras razones de tipo estructural impiden un mayor desarrollo de la comunicación y de sus valores humanistas. Por desgracia, ni los gestores ni los políticos priorizan estos aspectos que forman las relaciones estructurales entre profesionales y pacientes, ya que están mucho más preocupados por las cuestiones presupuestarias y de la gestión diaria.

Conocer su grado de cumplimiento, así como la prestación del servicio que se ofrece, permite a Gesma identificar áreas de mejora, establecer medidas correctoras y reorientar su gestión hacia la excelencia. La monitorización y el seguimiento de los indicadores previamente establecidos, mediante disposiciones directas de la prestación del servicio y de la percepción por parte de los usuarios, también facilitan conocer el grado de satisfacción y el cumplimiento de las expectativas de los clientes de la organización. El autor, como promotor de esta innovación, considera que se dio un paso adelante para garantizar el cumplimiento de los derechos de los pacientes al involucrar a los profesionales en su aplicación diaria.

Epílogo

El sistema sanitario español está organizado de tal manera que parece obviar la realidad de la atención del paciente crónico; concebido para ejercer una medicina de agudos, se halla demasiado fragmentado para cuidar eficazmente a los enfermos. Orientados principalmente a atender procesos agudos, los hospitales y centros de atención primaria no acaban de adaptarse al nuevo perfil de paciente con una o varias patologías de larga evolución. Los enfermos crónicos se sienten desatendidos. No hay comunicación entre la salud pública, la asistencia primaria, hospitalaria, sociosanitaria, de salud mental y los servicios sociales. Incluso en los mismos hospitales, la coordinación entre los diferentes servicios que atienden al enfermo es inexistente y, con frecuencia, el mismo paciente debe actuar como mensajero de los detalles de su historia clínica entre distintos niveles asistenciales.

Para fomentar la participación en las organizaciones profesionales, Pardell y Oriol-Bosch señalan que debe superarse la apatía tradicional de los médicos, cuando no la desafección, hacia sus organizaciones profesionales. Para ello, estas han de introducir nuevos esquemas de funcionamiento, revalorizar la participación en términos de desarrollo profesional y saber encontrar líderes capaces de ofrecer alternativas a la «cultura de la queja». Además, dichas organizaciones deben adaptar sus estructuras a los nuevos tiempos, abandonar su carácter voluntarista tradicional y apostar por estructuras altamente profesionalizadas, con equipos de pensadores *(think-tanks)*, que las hagan competitivas y faciliten su reposicionamiento en el contexto social, para así convertirlas en verdaderos «poderes compensatorios».

El sistema cura, pero no cuida. Las enfermedades crónicas incurables por definición requieren una organización que cuide tanto como cure. Urge promover una reforma en profundidad de los modelos sanitarios públicos que coloque realmente al paciente en el centro del sistema. Es necesario que las estructuras asistenciales se reorganicen transversalmente para atender las necesidades del paciente de manera integral, que se basen en el desarrollo de un número limitado de organizaciones sanitarias integradas. Se precisa una política que impulse más la colaboración publicoprivada y cuyos dirigentes sean capaces de rodearse de profesionales de solvencia reconocida, de gestores independientes y eficientes en sus decisiones. Todo ello con unos profesionales sanitarios comprometidos con su organización--empresa y con la autonomía del paciente, junto con una ciudadanía responsable del mantenimiento de su propia salud.

Bibliografía

Actituds i percepcions respecte dels drets dels usuaris dels hospitals del sector sanitari de Reus. J. Guix. Tesis doctoral, Universitat Rovira i Virgili, Reus, 2003.

«Aspectos comunicacionales: el reto de la competencia de la profesión médica», X. Clèries, F. Borrell-Carrió, R. M. Epstein, E. Kronfly y J. J. Escoda, *Atención Primaria,* 2003; 32(2): 110-7.

«Cambio del papel del médico y de la medicina en el futuro», J. A. Bombí, *Calidad Asistencial,* 2004; 19(7): 454-9.

«Contrato social y valores en la profesión médica», A. J. Jovell, *Administración Sanitaria,* 2005; 3(3): 495-503.

«Derechos de los pacientes en los principales sistemas de acreditación hospitalaria», R. Suñol, P. Vallejo, J. M. Beltrán, P. Hilarión, J. Bañeres y C. Orrego, *Calidad Asistencial,* 2005; 20(6): 343-52.

«El modelo biopsicosocial en evolución», F. Borrell-Carrió, *Medicina Clínica,* Barcelona, 2002; 119(5): 175-9.

«El paciente competente, una alternativa al paternalismo», J. J. Mira, *Monografías Humanitas,* 2004; 8: 111-23.

«El paciente del siglo xxi», A. J. Jovell, *Anales del Sistema Sanitario de Navarra,* 2006; 29 Supl. 3: 85-90.

«El professionalisme és la clau», B. Ruiz, *Annals de Medicina,* 2006; 89: 110-1.

«Estrategias para promover el trato igualitario con los pacientes», R. Ruiz, *Atención Primaria,* 2006; 38(3): 178-81.

«Hacia el perfil de médico que necesita la comunidad», F. Cardellach y M. Vilardell, *Medicina Clínica,* Barcelona, 2006; 127(4): 136-8.

«Hacia nuevos planteamientos de calidad. El paciente como coprotagonista», S. Lorenzo, *Gaceta Sanitaria,* 2008; 22 Supl. 1: 186-91.

«La crisi del professionalisme mèdic. Bases per a la discussió d'un nou pacte social», M. del Castillo, *Annals de Medicina,* 2008; 91: 59-63.

La gestión de la excelencia en los centros sanitarios. B. Fortuny. Ediciones Pfizer, Madrid, 2009.

«La información al paciente y su participación en la toma de decisiones clínicas», I. Barca, R. Parejo, P. Gutiérrez, F. Fernández, G. Alejandre y F. López, *Atención Primaria,* 2004; 33(7): 361-7.

«La percepción del riesgo: del paciente informado al paciente consecuente», C. Aibar, *Monografías Humanitas,* 2004; 8: 43-57.

«La profesión médica en el nuevo milenio: estatutos para la regulación de la práctica médica», Fundación Abim, Fundación ACP-Asim y Federación Europea de Medicina Interna, *Medicina Clínica,* Barcelona, 2002; 118(18): 704-6.

«La satisfacción del paciente como una medida del resultado de la atención sanitaria», J. J. Mira y J. Aranaz, *Medicina Clínica,* Barcelona, 2000; 114 Supl. 3: 26-33.

Lleialtats contraposades? El compromís dels metges amb l'hospital i amb la professió. M. Peiró. Tesis doctoral, Universitat Ramon Llull-Esade, Barcelona, 2007.

«Los derechos del paciente en perspectiva», M. D. Navarro, G. Gabriele y A. J. Jovell, *Atención Primaria,* 2008; 40(7): 367-9.

Los hoteles de pacientes como alternativa a la hospitalización tradicional. J. Santacreu. Tesis doctoral, Universitat Politècnica de Catalunya, Barcelona, 2005.

«Nuevo rol del paciente en el sistema sanitario», A. J. Jovell, M. D. Navarro, L. Fernández y S. Blancafort, *Atención Primaria,* 2006; 38(3): 234-7.

«Participación de los pacientes en las decisiones sobre su asistencia sanitaria», R. Meneu, *Calidad Asistencial,* 2005; 20(6): 337-42.

«Participación del paciente en la toma de decisiones en atención primaria: una herramienta para su medición», R. Ruiz, L. Peralta, L. A. Pérula, E. Gavilán y J. R. Loayssa, *Atención Primaria,* 2010; 42(5): 257-65.

«Profesionalidad y *professionalism:* fundamentos, contenidos, praxis y docencia», F. Borrell-Carrió, R. M. Epstein y H. Pardell, *Medicina Clínica,* Barcelona, 2006; 127(9): 337-42.

«¿Qué estilo de consulta debería emplear con mis pacientes?: reflexiones prácticas sobre la relación médico-paciente», R. Ruiz, J. J. Rodríguez y R. M. Epstein, *Atención Primaria,* 2003; 32(10): 594-602.

«¿Qué significa ser médico, hoy?», H. Pardell, A. Gual y A. Oriol-Bosch, *Medicina Clínica,* Barcelona, 2007; 129(1): 17-22.

PARTE III

JOAN PAYERAS

Médico-paciente, una comunicación fundamental

El que sigue pretende ser el relato, en primera persona, de un episodio más de mi vida que he atravesado sin ser demasiado consciente de la delicada —hoy veo cuán grave— enfermedad padecida, a lo largo de cuyo tratamiento he tenido la oportunidad de percibir la importancia, la necesidad y la eficacia de la comunicación médico-paciente.

A la edad de sesenta y siete años me diagnosticaron un cáncer de colon, al que, después de casi dos años de intensa lucha, espero haber ganado definitivamente la batalla. Los resultados de los pertinentes controles a los que sigo sometiéndome periódicamente, realizados por el personal especialista en digestivo, oncología y cirugía que ha participado en el tratamiento, parecen confirmarlo.

Todo empezó cuando decidí acudir a la consulta de atención primaria para exponer los síntomas que me habían alertado de que algo anormal, que se iba tornando preocupante, afectaba a mi organismo: desarreglos fecales, con abundante sangre; diarreas o incontinencias cada vez más frecuentes; algo más tarde, la aparición de una mucosa rosácea en las defecaciones, y, sobre todo, una pérdida de peso que alcanzó los veinticuatro kilos. La rápida actuación y las palabras de la doctora confirmaron mis temores: «Será conveniente practicar una colonoscopia para salir de dudas y saber exactamente lo que sucede», resolvió, al tiempo que extendía un volante para citarme en digestivo y otro para hacer una analítica. La comunicación médico-paciente se había establecido sin que fueran necesarias demasiadas palabras. La diligencia en la actuación y una mirada de complicidad me bastaron para entender que lo que padecía no eran unas simples hemorroides, a las que yo había atribuido mis primeros síntomas.

Me colocaron en lista de espera en digestivo. Los resultados de la analítica llegaron a manos de la doctora, quien los comentó en términos médicos y en voz baja con una profesional en prácticas que la acompañaba en su consulta. Entonces, cuando hubo extendido un nuevo volante para otra visita hospitalaria en digestivo y me dieron cita para el día siguiente, entendí a la perfección y asimilé la gravedad de mi caso, que se confirmó dos días después con los resultados de la colonoscopia: «Colon: se observa lesión proliferativa sugestiva de neoplasia a 15 cm del margen anal. Lesión exofítica estenosante que no permite el paso del endoscopio y que impide la exploración del íleon. Diagnóstico: tumor maligno colónico». Padecía cáncer. Aquella palabra designaba una enfermedad que siempre había temido, y pensar que podía «tocarme» a mí me causaba auténtico pavor.

Sumido en tales preocupaciones, la comunicación médico-paciente resultó, una vez más, fundamental para que aceptara con resignación, pero a la vez con confianza en mí mismo y en la medicina, que cuando menos lucharíamos, profesionales y enfermo, con todas nuestras fuerzas hasta el final, fuera este cual fuera. Con su manera de comunicarme el diagnóstico, mediante las palabras justas y adecuadas; con su pose al lado de la cama, en la que había permanecido el tiempo suficiente para la reanimación, y, sobre todo, con su naturalidad y su mirada serena, el médico de digestivo que había practicado la colonoscopia —con quien era la primera vez que trataba— me infundió el ánimo y la confianza, el espíritu de fe y de lucha que resultarían fundamentales en el largo proceso de tratamiento que la enfermedad requiere. El doctor de digestivo solicitó las demás pruebas protocolarias, tras las cuales pude ser derivado a la unidad de oncología.

He de confesar que, antes de acudir a la consulta de digestivo, había comunicado por teléfono a un gran amigo, especializado en oncología y trabajador del mismo hospital, el caso que me afectaba. Lo hice impulsado por la confianza que nos une y convencido de que él sería para mí un apoyo esencial en tan delicada situación. Consultó mi historia clínica y me aseguró que, tan pronto como conociera el resultado de todas las pruebas y estas hubieran sido estudiadas por el equipo médico de oncología, entre cuyos miembros se encontraba, me comunicaría el diagnóstico exacto y el tratamiento de mi dolencia, del que él se haría cargo. Asimismo, me explicó claramente que la gravedad del caso dependía de que el tumor estuviera ramificado o no y, en caso afirmativo, de la medida en que afectase a otros órganos. Esta nueva comunicación médico-paciente me dejó durante unos días con una sensación de «suspense», de temor, de angustia; sin embargo, ello no hizo mermar mi fe ni aquella confianza en que, entre todos, lucharíamos para tratar de vencer tan crítica situación. El médico había sabido comunicarme con profesionalidad y entereza que era necesario actuar con todas las precauciones y el protocolo sanitario que el caso requería.

Unos días después, una llamada telefónica de mi amigo médico, fuera de su horario de consulta, fue determinante para aliviar aquel estado de conmoción y de ansiedad por conocer los resultados de las pruebas. Tras haber analizado el TAC, la analítica y las radiografías del tórax que se me habían practicado, me dijo: «Mira, Joan, dentro de la mala noticia que supone padecer un tumor maligno, tengo ante mí los resultados de todas las pruebas y no se observa ramificación alguna. El tumor es de tamaño bastante considerable, con algunos nódulos a su alrededor, pero está totalmente localizado; llevabas tiempo con ello». Pocos días más tarde, el doctor de digestivo me confirmó personalmente el diagnóstico y fui derivado a la unidad de oncología.

Mediante una nueva llamada, mi amigo me comunicó que, el día convenido, el equipo médico de oncología estudiaría minuciosamente mi caso a primera hora de la mañana, «como solemos hacer con todos los pacientes», y me citó para consultarme directamente con él. Recuerdo —siempre las tendré presentes— las palabras que me dirigió antes de abordar las decisiones tomadas por el equipo médico: «El procedimiento que seguiremos en este hospital y el tratamiento de tu dolencia van a ser los adoptados habitualmente en todos los casos que se nos presentan». Entendí perfectamente que no recibiría ningún trato de favor derivado de la vieja amistad que nos unía; que se actuaría con la diligencia, la profesionalidad y el trato humano aplicados en cualquier otro caso. Con el significado de tal observación, no sería sincero si no confesara que estaba seguro de que la comunicación médico-paciente, en ambas direcciones, sería mucho más próxima y se establecería con un mayor grado de confianza, tanto conmigo como con los familiares que me acompañarían en cada fase del tratamiento.

Acudí a la consulta acompañado de mi hijo y de mi compañera sentimental, que permanecería a mi lado en todo momento y que sigue estándolo en todas y cada una de las citas, como durante los nueve días de hospitalización que siguieron a mi intervención quirúrgica. El oncólogo nos informó del protocolo adoptado, que consistiría en la aplicación o el tratamiento, conjunto, de radioterapia y quimioterapia; estas se prolongarían aproximadamente durante dos meses. Una vez transcurrido el tiempo preciso para recuperarme de dicho tratamiento, pasaría a manos del cirujano, que ejecutaría la intervención quirúrgica consistente en la extirpación del tumor y la aplicación de una colostomía; todo ello en un plazo de tres o cuatro meses. Tras la convalecencia posoperatoria, se me aplicaría un nuevo tratamiento de quimioterapia durante dos meses y medio; finalizado este, sería sometido a ciertas revisiones periódicas durante tres años.

Todo transcurrió según lo programado, y el 28 de julio de 2011 pasé por el quirófano. La intervención fue larga y laboriosa, pero por fortuna resultó plenamente satisfactoria; tanto es así que el cirujano consideró innecesaria la aplicación de una molesta y traumatizante colostomía, cuya retirada hubiera supuesto una nueva intervención quirúrgica, como me habían informado.

Fue entonces cuando la comunicación médico-paciente recobró un especial protagonismo. Primero, la información satisfactoria fue transmitida por el cirujano a mis familiares una vez terminada la intervención, mientras yo permanecía en la sala de reanimación. Horas más tarde, ya en la habitación de planta, mi amigo oncólogo acudió para comunicarme la feliz noticia del buen resultado de la operación y de haber podido prescindir de la aplicación de la colostomía. Invierto aquí intencionadamente los términos *oncólogo amigo* por los de *amigo oncólogo,* ya que este, que disfrutaba en aquel momento de su reglamentario periodo vacacional, se desplazó expresamente al hospital para informarse del resultado de la intervención y transmitirme, entrañablemente, la buena nueva. Aquella fue, hasta entonces, la comunicación más reconfortante para todos: médico, paciente y familiares.

Aquel caluroso atardecer de finales de julio iniciaba mi experiencia hospitalaria: mi primera noche en una habitación compartida con otro enfermo, que ocupaba una cama al lado izquierdo de la mía, y con Joana, mi compañera, que intentaba acomodarse en su sillón, pendiente a todas horas de mí y de los ocho tubos, sondas, bolsas y drenajes, y sobre todo de las molestias y los dolores, que la medicación hacía algo más llevaderos. Las noches en la habitación no eran apacibles, interrumpidos los momentos de cierta somnolencia por las correspondientes y necesarias visitas del personal de enfermería para atender, puntualmente, las necesidades de los dos pacientes que compartíamos la habitación 119, en la que permanecí durante nueve largos días y en la que conocimos —Joana y yo— a tres «vecinos» distintos y a sus respectivos familiares y visitantes. Tampoco las jornadas eran tranquilas, marcadas por el trajín, el ir y venir, del personal de enfermería y de limpieza y la siempre esperada visita del médico del equipo de cirugía que controlaba el proceso posoperatorio. Unas visitas, las del cirujano, que consideraba excesivamente breves, poco concisas, faltas de una comunicación, de una información, que hubiera deseado más explícita sobre la intervención quirúrgica: en qué había consistido su resultado, las consecuencias o los síntomas que experimentaría, su proceso evolutivo… En el caso del cirujano, profesional de gran prestigio, la comunicación médico-paciente dejó mucho que desear tanto para mí como para mis familiares.

Tan solo unos abundantes vómitos de una sustancia líquida y verdosa —que requirieron la dolorosa aplicación de una sonda gástrica— y una acentuación anémica —que hizo precisa una transfusión sanguínea— perturbaron un periodo posoperatorio favorable. Y fue precisamente durante estos dos episodios de mi estancia hospitalaria cuando valoré, una vez más, la importancia de la comunicación médico-paciente. La necesidad de aquellas aplicaciones, a sabiendas de que serían molestas —dolorosa en el caso de la sonda gástrica sin anestesia, e impactante la transfusión de las dos bolsas de sangre—, me fue comunicada en un tono casi de disculpa por parte del facultativo, que me dio a entender el porqué y la finalidad de aquellas actuaciones médicas. La sonda gástrica me fue presentada como «molesta», pero «aconsejable para evitar lo desagradables e incómodos que son los vómitos»; en cuanto a la transfusión sanguínea, las palabras fueron: «Estás algo más anémico de lo normal, pero no te preocupes; lo vamos a solucionar con la transfusión de dos bolsitas de sangre». En ambos casos percibí el mensaje revestido de una especial forma de comunicación verbal, acompañado de una mirada casi compasiva que, junto con las palabras, en lugar de desanimarme, resultó alentadora.

Espero que mediante este relato, en el que intento exponer mi única vivencia del largo tratamiento que requiere una enfermedad considerada importante y de especial atención, haya conseguido destacar con claridad la importancia que tiene para el paciente la comunicación que el profesional médico establece con él. Una comunicación que, según he observado, debe ser aplicada adecuadamente en cada una de las fases del tratamiento de toda enfermedad con un largo y dificultoso proceso curativo, como ha sido mi caso. Resulta esencial saber transmitir, en cada una de las consultas, la realidad del caso: en una primera comunicación, con cierto sentido de advertencia, y en el momento de informar el diagnóstico y el protocolo de tratamiento. Son estos, quizás, los momentos más difíciles y delicados para el facultativo, y los más impactantes y preocupantes para el paciente; situaciones que el profesional ha de afrontar con un gran tacto psicológico, requerido por la transmisión de una mala noticia, y, al mismo tiempo, sin ningún alarde de optimismo, dar a entender al paciente, con todas las reservas, que existen recursos científicos para tratar de salir adelante. Que existen la medicina y los medios, y que ahí están los médicos para, cuando menos, intentar todo lo posible para solucionar o bien paliar la situación, por grave que sea.

He observado asimismo cuán gratificante resulta para el profesional comunicar al paciente, a lo largo del proceso, que su estado avanza favorablemente, que la dolencia que padece va respondiendo al tratamiento. Y lo es todavía más cuando, al final del proceso curativo, llega el esperado momento de comunicar el alta, de dar la buena noticia de que «todo ha ido bien»; una nueva que hace al paciente sentirse feliz y liberado de lo que para él ha supuesto un largo calvario. Es entonces cuando este recibe el informe médico-hospitalario en el que se detalla la totalidad del proceso seguido para tratar su enfermedad, un nuevo elemento de comunicación mediante el cual el paciente tiene una constancia escrita que le ayudará a reflexionar, cuantas veces la consulte, sobre la inestimable relación existente entre los profesionales que han intervenido en el mencionado proceso de tratamiento de su dolencia, en el que también desempeñan un papel importante el personal de enfermería y otros profesionales que configuran el organigrama humano del centro sanitario.

Siempre he considerado —y mucho más ahora, después de mi propia experiencia— cuán difícil debe de ser para todo médico el momento de comunicar al paciente una situación «sin remedio» para su dolencia, de informarle que su caso es incurable, intratable porque la ciencia todavía no ha llegado tan lejos; o de transmitirle que, pese a todo cuanto se ha hecho para salvar su situación, no ha sido posible lograrlo. Pienso que, por muy preparado que pueda estar profesionalmente para enfrentarse a situaciones como estas, al médico, además de difícil, le resulta doloroso. Y me pregunto: ¿cómo se siente en estos casos? Tuve la oportunidad, en una entrevista periodística, de formular dicha cuestión a un facultativo. La respuesta me fue concedida con la mirada clavada en mis ojos: «Es una de las situaciones más difíciles en que nos encontramos; es muy duro».

Desgraciadamente, en diversas ocasiones me he visto en la circunstancia de tener que ser el receptor de este tipo de mensajes, como les habrá ocurrido a la mayoría de los lectores. Ni que decir tiene que recibir tan dolorosas noticias referentes a familiares próximos, que uno mismo ha cuidado en casa y en el hospital, es un episodio profundamente triste para el receptor, pero no puedo dejar de pensar que también es desagradable para el profesional que las transmite.

Estas situaciones resultan especialmente duras cuando afectan a seres tan cercanos y queridos como, en mi caso, la propia esposa, que sufrió un parto abortado en los últimos días de gestación, cuando no se había producido ningún síntoma anómalo durante el embarazo. Víctima, también ella, de una enfermedad tan terrible y cruel como la esclerosis lateral amiotrófica —en términos médicos abreviados, ELA—, que acabó con su vida a los sesenta y tres años. Vivir estas situaciones fue para mí más difícil y traumatizante que atravesar la mía propia. Tanto es así que, cuando me diagnosticaron el cáncer de colon, lo acepté, como dije, con resignación, pero también con una entereza que atribuyo a mi vivencia de aquellos dolorosos y duros episodios en segunda persona.

Por lo expuesto anteriormente, considero que la comunicación entre el profesional y el familiar o asistente del enfermo es, en su debida forma y en el momento oportuno, tan importe y necesaria como la que se establece directamente entre el médico y el paciente.

De todo ello, de mis vivencias personales, tanto en primera como en segunda persona, deduzco que ciertos episodios de la vida, por duros que sean —o cuanto más lo sean—, son los que fortalecen nuestro espíritu, nuestra alma, al tiempo que nos conducen a tener un concepto más claro, más valioso, más romántico y positivo de nuestra existencia. En definitiva, vemos reforzada nuestra sensibilidad y nos sentimos reconfortados como personas.

Ya redactado el texto que antecede, tuve la inestimable oportunidad de asistir como ponente, en calidad de paciente y periodista, a las para mí provechosas Segundas Jornadas Oncointegral, «El paciente oncológico, una visión integral», una de cuyas principales cuestiones abordó, precisamente, la comunicación médico-paciente. Gracias a las distintas conferencias y mesas redondas celebradas junto con el personal facultativo y de enfermería de diferentes campos de la oncología, tomé verdadera conciencia de la importante —descarto aquí, intencionadamente, la palabra *grave*— enfermedad contra la que habíamos luchado —y seguimos haciéndolo por los riesgos intrínsecos que conlleva— médicos y enfermo.

Concluyo, pues, con las reflexiones que me suscitaron dichas jornadas, basadas en la profunda preocupación de estos profesionales por la manera de comunicarse con el paciente, que ellos mismos no consideran del todo adecuada; en su firme deseo de poner de su parte para mejorarla. Todo ello marcado por las dificultades que plantea el sistema sanitario actual, que es necesario vencer para que tan anhelada mejora en la comunicación médico-paciente sea una realidad.

JOAN PAYERAS LLULL
Sa Pobla (Mallorca)

www.ingramcontent.com/pod-product-compliance
Lightning Source LLC
LaVergne TN
LVHW010328200726
843507LV00010B/1402